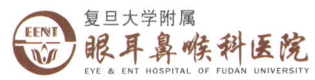

近视手术知多少

百问百答

主　编　赵　婧　　姜　琳
主　审　周行涛　　王晓瑛
副主编　叶宇豪　　丁燕兰

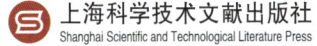

图书在版编目（CIP）数据

近视手术知多少：百问百答 / 赵婧，姜琳主编 . 上海：上海科学技术文献出版社，2024.—ISBN 978-7-5439-9223-8

Ⅰ . R779.6-44

中国国家版本馆 CIP 数据核字第 2024WF5510 号

责任编辑：徐　静
封面设计：袁　力

近视手术知多少：百问百答

JINSHI SHOUSHU ZHI DUOSHAO: BAIWENBAIDA

主　编　赵婧　姜琳　主审　周行涛　王晓瑛
副主编　叶宇豪　丁燕兰
出版发行：上海科学技术文献出版社
地　　址：上海市淮海中路 1329 号 4 楼
邮政编码：200031
经　　销：全国新华书店
印　　刷：商务印书馆上海印刷有限公司
开　　本：787mm×1092mm　1/32
印　　张：3.625
版　　次：2024 年 12 月第 1 版　2024 年 12 月第 1 次印刷
书　　号：ISBN 978-7-5439-9223-8
定　　价：38.00 元
http://www.sstlp.com

近视手术知多少·百问百答

主　编　赵　婧　姜　琳
副主编　叶宇豪　丁燕兰
主　审　周行涛　王晓瑛

编委（按姓氏笔画排序）

丁燕兰　于彦泽　马　用　王晓瑛
王湛滢　包永乐　叶宇豪　刘　鎏
汤　静　孙冰清　孙　玲　李　雪
张　哲　周行涛　冼艺勇　胡佳怡
赵　婧　姜　琳　郭　睿

序言

《诗经》里说:"夜如何其,夜未央,庭燎之光。"对光的渴望与追寻,是整个人类共同的文化趋同,因为有了光,才有文明,有希望,有生生不息。然而,随着学习、工作和生活节奏的加快,近视的发病率日渐升高,让眼睛这扇心灵的窗户变得不再明亮。近视,如今已发展为全球性的公共卫生问题。幸运的是,现代医学为我们提供了一种可能的解决方案——近视手术,这为广大近视成年患者带来了全新的视觉体验。作为眼科临床医生,也作为医学科普志愿者,我们有幸见证并投身于这一领域的发展。

在我国,近视手术历经数十年的发展已经越来越成熟。从最初的放射状角膜切开术到准分子激光角膜屈光手术,再到如今的飞秒激光小切口透镜取出术与有晶状体眼后房型人工晶状体植入术,越来越多的近视患者从中受益。然而,关于近视手术的争议也从未停止。为了让更多的人了解此类手术,我们急需一本全面、客观、深入的科普书,为读者答疑解惑。因此，本书应运而生。在本书中，我们将一起为广大读者揭开近视手术的神秘面纱。

在此，我们要感谢为近视手术领域付出辛勤努力的专家们，是他们用智慧和汗水换来了如今更加安全、精准、微创的手术技术和近视患者们较高的满意度。正如特鲁多医生所说："有时治愈，常常帮助，总是安慰。"他们的付出，让无数近视患者看到了希望，感受到了光明。也希望我们团队的工作，能够让更多人了解与接受近视手术，摘下眼镜，一同奔赴星辰大海，追光逐梦！

赵　婧　叶宇豪

目　录

术前必看　　1

一、了解近视　　2

（一）近视的定义　　2

Q1：什么是近视？　　2

Q2：近视程度是怎么划分的？　　3

Q3：高度近视会导致视力损害吗？　　4

（二）近视的原因　　5

Q4：近视的原因有哪些？　　5

Q5：近视会遗传吗？　　5

Q6：不近视的父母，为什么会生出近视的孩子？　　6

（三）近视的并发症　　8

Q7：近视会有哪些并发症？　　8

Q8：高度近视眼底改变包括哪些？　　9

Q9：高度近视眼底病变应该如何治疗？　　10

Q10：高度近视并发性白内障有什么特点？　　10

Q11：高度近视合并白内障如何治疗？　　11

Q12：高度近视和青光眼有什么联系？　　11

Q13：高度近视合并青光眼有什么症状？　　12

Q14：高度近视合并青光眼应当如何早期发现？　　12

Q15：高度近视合并青光眼如何治疗？　　13

Q16：如何预防近视相关并发症？　　13

Q17：高度近视的日常注意事项有哪些? 14

二、近视手术的主要类型和原理 15

(一)角膜屈光手术(表层手术 vs 板层手术) 15

Q18：什么是角膜? 15

Q19：什么是角膜屈光手术? 16

Q20：哪些人适合做角膜屈光手术? 17

Q21：哪些人不适合做角膜屈光手术? 17

Q22：什么是表层手术? 18

Q23：什么是板层手术? 19

Q24：板层手术和表层手术分别对角膜厚度有什么要求? 20

Q25：板层手术和表层手术能矫正的近视度数是多少? 21

Q26：板层手术和表层手术,哪种恢复更快? 21

Q27：准分子激光上皮下角膜磨镶术(LASEK)是怎么做的? 22

Q28：经角膜上皮的准分子激光角膜表层切削术(SMART)是怎么做的? 23

Q29：飞秒激光辅助的准分子激光原位角膜磨镶术(FS-LASIK)是怎么做的? 24

Q30：飞秒激光小切口角膜基质透镜取出术(SMILE)是怎么做的? 25

(二)眼内晶状体植入手术 26

Q31：什么是眼内晶状体植入手术? 26

Q32：什么是ICL手术? 26

Q33：ICL的手术原理是什么? 27

Q34：ICL眼内镜是什么材料做的？	28
Q35：ICL手术安全可靠吗？	29
Q36：ICL的优势都有哪些？	31
Q37：哪些人能做ICL手术？	33
Q38：什么情况下要慎重选择ICL手术？	33
Q39：ICL术后多久可以工作？	34
Q40：ICL植入术后能看到眼内晶状体吗？	34
Q41：ICL人工晶状体能在眼内放置多久？	35
Q42：ICL植入手术后需要复查吗？	35
Q43：ICL植入手术后可以戴美瞳吗？	36

（三）手术方式的选择   37

Q44：我适合做哪种近视手术？   37

三、术前检查   40

（一）角膜地形图   40

Q45：什么是角膜地形图？   40

Q46：什么是圆锥角膜？   42

（二）眼压   44

Q47：什么是眼压？   44

Q48：什么是青光眼？   46

（三）验光   47

Q49：近视手术前为什么要反复做多次验光检查？   47

Q50：做了手术之后，我的视力一定会达到最好吗？   47

Q51：近视手术前的验光流程是怎样的？   48

Q52：近视手术前为什么要散瞳验光？   49

Q53：近视患者该如何配合验光检查？	50
Q54：验光报告单怎么看？	52
Q55：医生让我手术前停戴隐形眼镜，为什么？	53
（四）角膜内皮	54
Q56：为什么需要在 ICL 植入术前做角膜内皮检查？	54
Q57：角膜内皮细胞密度多少才能做 ICL 植入？	56
（五）眼轴	57
Q58：为什么术前检查还要测眼轴长度？	57
Q59：眼轴越短越好吗？	58
（六）眼前节 OCT、眼底 OCT	59
Q60：眼前节 OCT 和眼底 OCT 分别有什么用？	59
（七）像差	62
Q61：什么是像差？	62
（八）眼底检查	64
Q62：扩瞳眼底检查是否有必要？	64

四、近视手术的风险   65

Q63：听说近视手术有风险，是真的吗？	65
Q64：近视手术效果不理想是怎么回事？	66
Q65：近视手术之后有哪些不良反应？	67
Q66：做完手术之后我还会近视吗？	68
Q67：医生说我是高度近视，手术效果会受影响吗？	69
Q68：听说有人术后出现了"圆锥角膜"，这是什么原因造成的？	70
Q69：手术费用越贵，效果越好吗？	71

Q70：术后视力能否一定达到1.0？	72
Q71：近视术后更容易老花？	73
Q72：近视术后晚上还能不能开车？	73
Q73：近视手术这么好，为什么有的眼科医生不做？	74

五、老花对近视手术的影响　　　　　　　　　　75
Q74：我老花了，还可以做近视手术吗？　　　　75

六、散光的矫正　　　　　　　　　　　　　　　78
Q75：近视手术可以矫正散光吗？　　　　　　　78

手术须知　　　　　　　　　　　　　　　　　　79

七、术前准备　　　　　　　　　　　　　　　　80
Q76：近视手术前有哪些注意事项？　　　　　　80
Q77：手术前我要做什么准备？　　　　　　　　81
Q78：手术前可以吃东西吗？　　　　　　　　　83
Q79：手术当日需要家属陪同吗？　　　　　　　83

八、术中配合　　　　　　　　　　　　　　　　84
Q80：手术中我应该如何配合医生？　　　　　　84
Q81：近视手术过程痛不痛？　　　　　　　　　85
Q82：麻药可不可以多滴一些？　　　　　　　　85
Q83：为什么消完毒等手术过程中我不能摸脸？　86

九、术后事项　　　　　　　　　　　　　　　　87
Q84：手术后有哪些注意事项？　　　　　　　　87

术后答疑 89

Q85：近视手术做好后能立刻看得清吗？ 90

Q86：人工晶状体植入手术刚结束时看东西感觉是黄色的？ 90

Q87：手术后眼睛睁不开、流眼泪，正常吗？ 91

Q88：表层激光手术后眼睛表面的隐形眼镜可以自己取下来吗？ 91

Q89：近视手术后饮食需要注意什么呢？ 92

Q90：近视手术后可以运动吗？ 92

Q91：近视手术后可以洗澡、洗头、洗脸吗？ 94

Q92：近视手术后可以使用电子产品吗？ 94

Q93：近视手术后需要戴墨镜、眼罩或防蓝光眼镜吗？ 95

Q94：近视手术后什么时候可以做面部医美、拔牙？ 96

Q95：近视手术后可以马上坐飞机吗？ 97

Q96：近视手术后可以抽烟、喝酒吗？ 97

Q97：近视手术后视力又下降了怎么办？ 98

Q98：近视手术后干眼怎么办？ 99

Q99：我做的是 TICL 手术，与 ICL 手术后注意事项有什么不同吗？ 100

Q100：做好近视手术后还会得老花、白内障吗？ 101

致谢 103

术前必看

一、了解近视

（一）近视的定义

Q1: 什么是近视？

眼在调节放松状态下时，平行光线经过眼的屈光介质后，聚焦在视网膜前，称为近视（图1）。

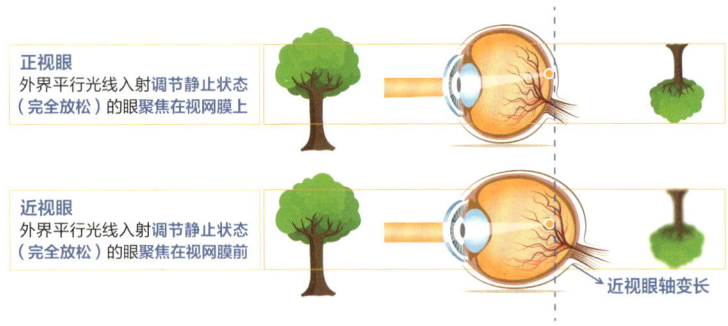

图1 近视原理示意图

Q2: 近视程度是怎么划分的？

可根据不同近视程度进行划分，低度近视为大于50度且小于300度，中度近视为300～600度，高于600度即为高度近视（表1，图2～图3）。

表1 近视程度表

近视程度	度数范围
低度近视	50～300度（不包括300度）
中度近视	300～600度（不包括600度）
高度近视	600度及以上

图2 近视度数分级介绍视频（扫码播放）

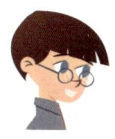

300度以下为低度近视

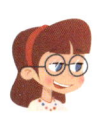

300～600度为中度近视

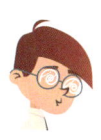

高于600度为高度近视

图3 近视程度图

Q3: 高度近视会导致视力损害吗?

高度近视分为单纯性高度近视和病理性高度近视。单纯性高度近视在成年后近视度数趋于稳定,往往不伴有导致视觉损害的眼底病变;而病理性高度近视在成年后近视度数仍不断增加,伴有导致视觉损害的眼底病变及其他致盲性眼病。对于单纯性高度近视的患者,如果术前检查符合手术要求,可以通过屈光手术矫治近视;但对于病理性高度近视的患者,单纯的屈光手术只能暂时地矫治近视情况,对于其眼底病变等其他并发的情况仍然需要进一步的随访、治疗。

（二）近视的原因

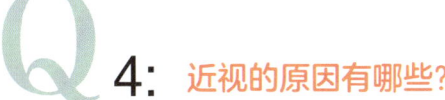

Q4: 近视的原因有哪些？

近视是遗传因素和环境因素（用眼习惯等）共同作用的结果。

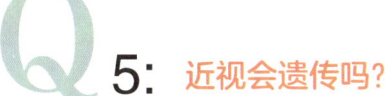

Q5: 近视会遗传吗？

近视的遗传率高达 61%～89%，父母一方或双方近视的儿童，其近视患病风险分别是父母均无近视的儿童的 2.91 倍和 7.79 倍。通常来说，近视患者的孩子发生近视的概率更高，发病年龄更早，增长速度更快。

Q6: 不近视的父母，为什么会生出近视的孩子？

近视还会受到环境和用眼习惯等因素的影响。主要包括：近距离用眼、户外活动时长、书写姿势、饮食营养、家庭学校光环境、电子产品使用时长和睡眠时长等（图4）。

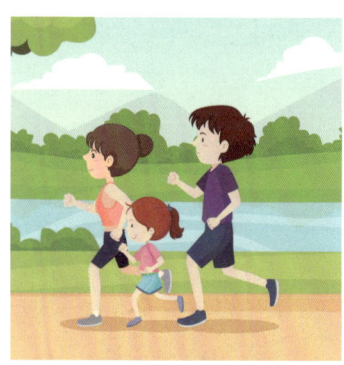
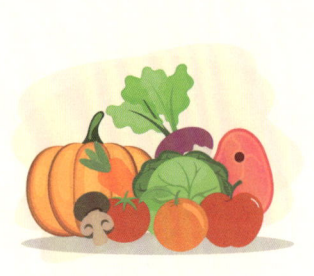
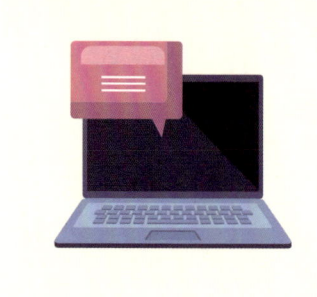
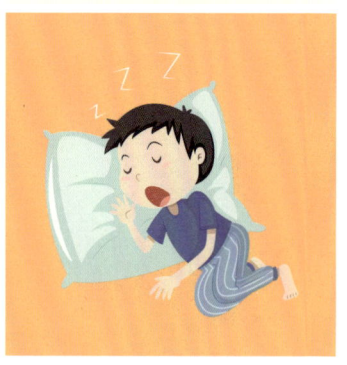

图4 影响近视的因素

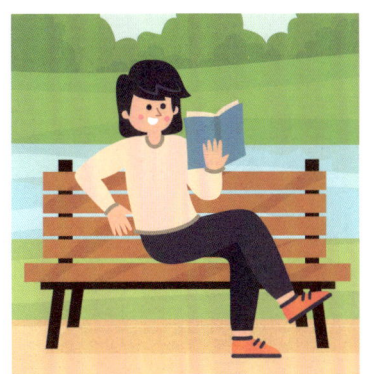
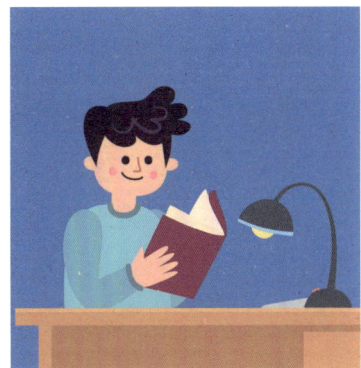
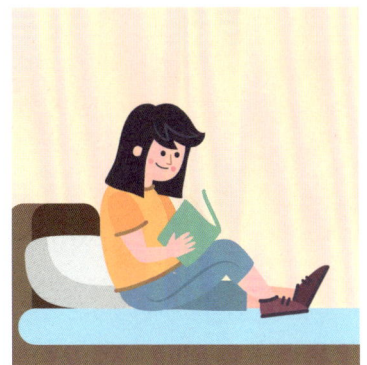
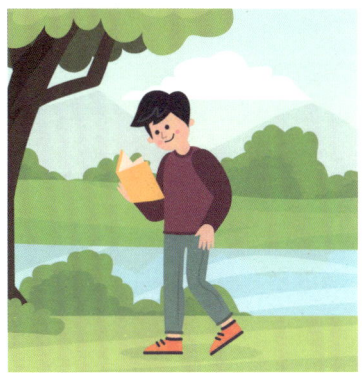

图4 影响近视的因素（续）

(三)近视的并发症

Q7: 近视会有哪些并发症?

随着近视度数的发展,眼轴持续过度增长,眼球就像被逐渐吹大的气球一样,使得视网膜、脉络膜逐渐变薄,因此更容易出现视网膜变性、视网膜裂孔、飞蚊症、后巩膜葡萄肿等疾病。除了视网膜疾病外,高度近视还易并发白内障、青光眼等眼科疾病(图5)。

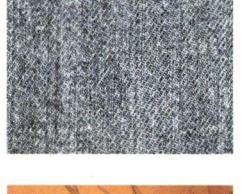
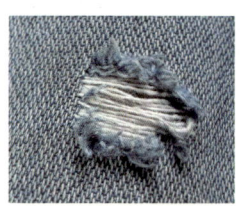
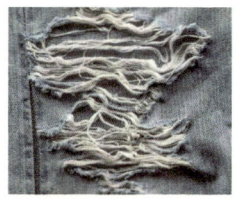
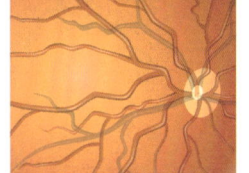
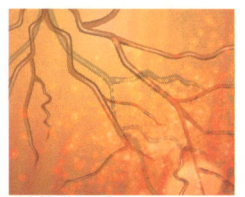
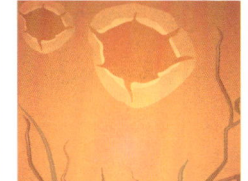

正常视网膜　　视网膜格子样变性　　视网膜裂孔

图5　眼底并发症示意图

Q8: 高度近视眼底改变包括哪些?

高度近视眼轴进行性伸长,眼底出现退行性变化,眼底表现包括:视盘周围萎缩弧、后巩膜葡萄肿、豹纹状眼底等(图6)。视网膜明显萎缩可能会严重影响患者视力。如出现黄斑区新生血管可引起视力下降及视物变形等。高度近视常发生玻璃体液化、视网膜周边格子样变性,容易发生视网膜裂孔和视网膜脱离,若未及时治疗可能导致失明。

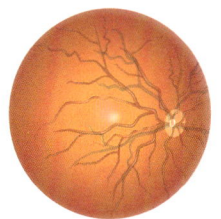 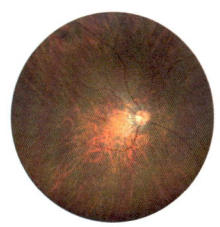 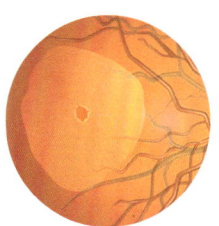

正常眼底照片　　　高度近视眼底照片　　　视网膜裂孔和视网膜脱离

图6　眼底照片

Q9: 高度近视眼底病变应该如何治疗?

高度近视患者应定期做眼底检查,黄斑区新生血管可进行眼内注药治疗,出现视网膜脱离需进行视网膜复位手术。

Q10: 高度近视并发性白内障有什么特点?

高度近视并发性白内障多为核性白内障,随病程进展晶状体核颜色逐渐加深而呈黄褐色、棕色、棕黑色甚至黑色。早期患者可能出现近视加深,老花症状好转;随着晶状体核混浊加重,视力持续下降;也有可能出现眩光、单眼复视、视物变形、色觉改变等症状。

 **11：高度近视合并白内障如何治疗？**

目前主要通过行白内障超声乳化摘除联合人工晶状体植入术进行治疗。高度近视患者手术摘除混浊的晶状体后，植入合适的人工晶状体可以把近视度数降下来，这样术后只需要配戴一个较低度数的眼镜，甚至不戴眼镜，平常生活就会方便很多。

 **12：高度近视和青光眼有什么联系？**

近视患者近视度数越高，眼轴越长，眼球壁就会更薄，对眼压的耐受能力就会越差，所以近视患者尤其是高度近视患者，就更容易患青光眼。

术前必看

Q13: 高度近视合并青光眼有什么症状？

早期几乎没有症状，病变进展到一定程度时，患者出现视力模糊、眼胀和头痛等感觉。眼压较高时可出现鼻根部疼痛或雾视。发展到晚期可有行动不便、视野缩小和夜盲等现象。

Q14: 高度近视合并青光眼应当如何早期发现？

高度近视患者，尤其是有青光眼家族史的患者，应定期到医院检查眼压、眼底、青光眼光学相干断层成像（OCT）及视野等。建议每3～6个月查1次并建立随访档案，以便前后对照、长期追踪、综合判断。

 **15:** 高度近视合并青光眼如何治疗？

　　治疗方法主要有药物治疗、激光治疗和手术治疗，也可以联合采用，目的是尽可能阻止青光眼的病程进展，维护视力。

 **16:** 如何预防近视相关并发症？

　　建议每年或每半年在专业眼科医生指导下进行一次眼部检查，检查项目包括视力、眼压、眼轴、眼底等，一旦发现问题，及时进行治疗。

Q17: 高度近视的日常注意事项有哪些?

（1）减少搬重物以及剧烈运动，如跳水、蹦极、拳击、跳高，以及游乐园里一些剧烈摇晃的游戏项目等；（2）补充A、B族维生素和钙、铬、锌等微量元素，少吃高糖食品；（3）避免长时间过度用眼，建议每30分钟左右休息5～10分钟，让眼睛得到充分放松；（4）配戴合适的眼镜矫正视力（图7）。

图7 高度近视的日常注意事项介绍视频（扫码播放）

二、近视手术的主要类型和原理

（一）角膜屈光手术（表层手术 vs 板层手术）

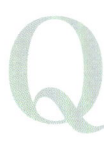

18： 什么是角膜?

角膜位于眼球的最前端，是我们看到的"黑眼珠"的最外层透明组织。角膜组织分为五层：（1）上皮细胞层；（2）前弹力层；（3）基质层（占角膜90%以上）；（4）后弹力层；（5）内皮细胞层。角膜具有较大的屈光度，通过改变角膜形状可以改变眼睛的屈光度（图8）。

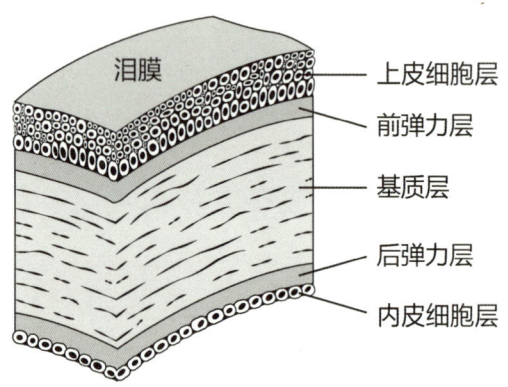

图 8 角膜组织解剖示意图

Q19: 什么是角膜屈光手术?

目前临床常用的角膜屈光手术是利用激光技术消融角膜组织以改变其曲率,从而达到矫正屈光不正(近视、远视、散光)的目的。根据消融的部位不同,角膜屈光手术分为表层手术及板层手术。

Q20: 哪些人适合做角膜屈光手术?

一般要求:年龄在 18 周岁及以上;近视者屈光状态相对稳定 2 年及以上(每年递增不超过 0.5D),角膜地形图检查形态正常,无圆锥角膜,术后剩余角膜厚度在安全范围内。

Q21: 哪些人不适合做角膜屈光手术?

精神心理疾病未康复稳定的患者;孕期或哺乳期女性;圆锥角膜或可疑圆锥角膜患者;眼及眼附属器活动性炎症、肿瘤患者;中重度睑裂闭合不全患者;严重眼表疾病包括重度干眼症、角膜变性、角膜营养不良等患者;自身免疫病患者;严重糖尿病患者等。

Q 22: 什么是表层手术?

表层手术即作用于角膜前弹力层和基质层的手术,以机械、化学或激光的方式去除角膜上皮,或者机械制作角膜上皮瓣后,在角膜前弹力层表面及其下角膜基质进行激光切削,包括准分子激光屈光性角膜切削术(PRK)、准分子激光上皮下角膜磨镶术(LASEK)、机械法准分子激光角膜上皮瓣下磨镶术(Epi-LASIK)、经上皮准分子激光角膜切削术(TransPRK)以及SPT智能脉冲技术辅助TransPRK术(SMART术)。表层手术一般适合低度数且具有特殊职业需求的人群,如对抗性较强的运动员、武警等。

【小贴士】低度近视、眼部容易外伤工种、无青光眼家族史、不易失访者可以优先考虑表层手术。此外,对于角膜移植、白内障、有晶状体眼人工晶状体植入术、翼状胬肉术后等散光患者及二次激光补矫的患者,表层手术更为安全有效。

Q23: 什么是板层手术?

板层手术即作用于角膜基质层的手术,是指借助于飞秒激光、准分子激光,或两者共同完成的术式,包括以机械刀或飞秒激光辅助制作角膜瓣的准分子激光原位角膜磨镶术(LASIK 和 FS-LASIK)和飞秒激光小切口角膜基质透镜取出术(SMILE)等术式。有疼痛症状轻、视力恢复快等特点,一般术后第二天可以恢复正常视力或者最佳矫正视力,不影响正常生活,是目前主流的术式之一(图9)。

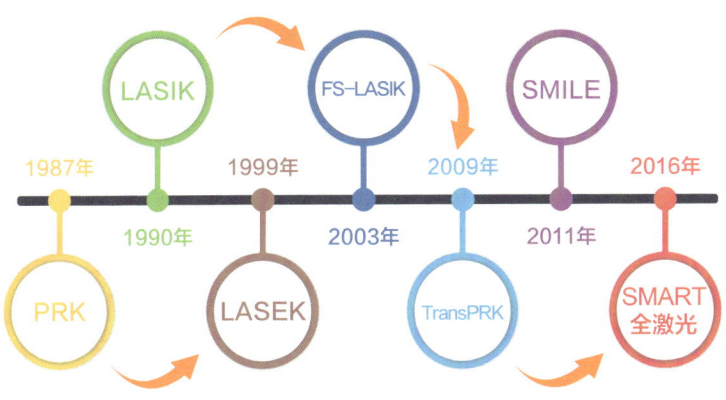

图9 角膜激光手术的发展历史

Q24: 板层手术和表层手术分别对角膜厚度有什么要求?

表层切削手术要求角膜厚度在 450 μm 以上，板层手术要求角膜厚度必须在 480 μm 以上，并且对切削以后的角膜厚度也是有要求的。一般表层切削手术后要求残留角膜厚度在 350 μm 以上，板层手术后的角膜基质床厚度（不包括角膜瓣）必须达到 250 μm 以上。在实际临床中，考虑到可能会出现一些误差，医生在手术设计时会留有一定的余地，比如把表层手术后剩余角膜的厚度设置在 370 μm 以上，板层手术后的角膜基质床安全厚度设置在 280 μm 以上（图 10）。

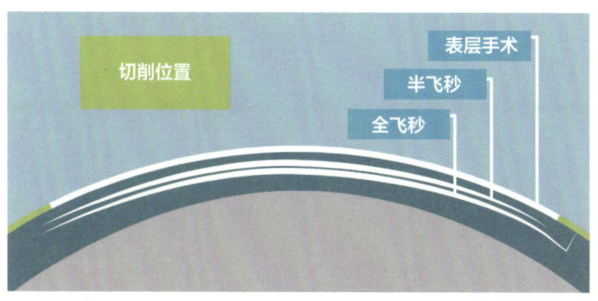

图 10 角膜切削量的对比图

Q25: 板层手术和表层手术能矫正的近视度数是多少?

建议：表层手术，近视度数低于–6.0D；板层手术，近视度数低于–12.0D。

Q26: 板层手术和表层手术，哪种恢复更快?

不同类型的激光近视手术，术后恢复的时间也不一样。总体来说板层的近视手术恢复得要快一些，表层的近视手术恢复得相对要慢一些。

【小贴士】全飞秒SMILE手术和半飞秒FS-LASIK，恢复期一般都只需1～2天，比较适合上班族快节奏的生活方式，一般术后第二天即可正常生活、工作和学习，视力第二天就可以基本恢复。LASEK、TransPRK、SMART全激光手术等表层手术，恢复期一般需要2周左右，但一般3天后可以正常生活、上班，术后需要按照医嘱定期复查。

Q27：准分子激光上皮下角膜磨镶术（LASEK）是怎么做的？

先用乙醇（酒精）浸润松解角膜上皮，机械制作角膜上皮瓣掀开后，将预计切削的度数用准分子激光消融相应的角膜基质组织。该手术设备及操作比较简单，术后并发症相对较少，但术中角膜切削致角膜神经、基质损伤，可引起术后早期角膜神经知觉减退、眼睛干涩不适、夜间眩光等并发症（图11）。

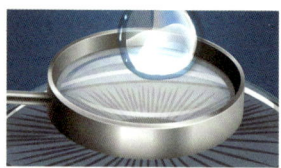
第一步：乙醇松解角膜上皮

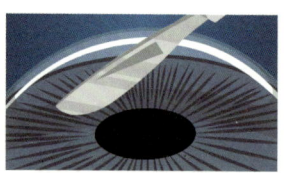
第二步：制作角膜上皮瓣

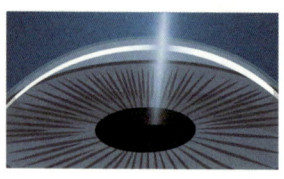
第三步：准分子激光消融角膜基质

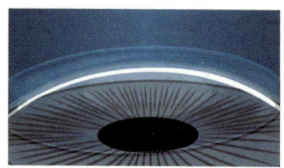
第四步：复位上皮瓣，戴接触镜

图11 LASEK手术示意图

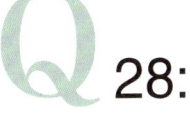

28: 经角膜上皮的准分子激光角膜表层切削术 (SMART) 是怎么做的?

SMART 全激光手术，全称经角膜上皮的准分子激光角膜表层切削术，属于角膜表层手术的一种。不同于 LASEK 手术，SMART 手术中去除角膜上皮及角膜基质消融均由准分子激光完成，无需手动器械操作。同时，设备具有的 SPT 智能脉冲技术可考虑角膜切削形态、优化激光脉冲排布，从而实现激光术后角膜切削面更加平滑，优化手术效果，有利于视力恢复，早期不适症状和 LASEK 手术相似。

29: 飞秒激光辅助的准分子激光原位角膜磨镶术（FS-LASIK）是怎么做的？

FS-LASIK即俗称的半飞秒手术，手术过程跟LASIK一样，只是将制作角膜瓣的刀换成了更加精准、损伤更小的飞秒（1飞秒=1/1000万亿秒）激光。先用飞秒激光制作精准均匀的角膜瓣，将角膜瓣掀开后，再用准分子激光进行扫描切削度数，再复位角膜瓣。手术的损伤小，恢复快，而且能进行很多个性化的治疗（图12）。

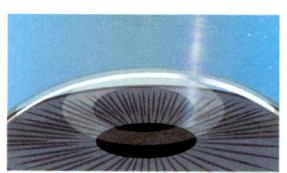
第一步：飞秒激光制作角膜瓣

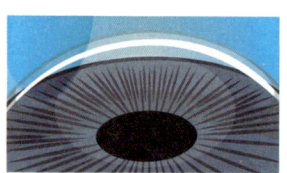
第二步：掀开角膜瓣

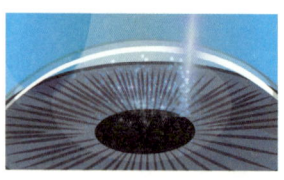
第三步：准分子激光扫描切削

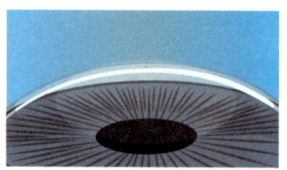
第四步：贴合角膜瓣

图12 FS-LASIK 手术示意图

30: 飞秒激光小切口角膜基质透镜取出术（SMILE）是怎么做的？

飞秒激光小切口角膜基质透镜取出术，简称全飞秒手术，英文全称为 small incision lenticule extraction，又称 SMILE 手术。手术先用飞秒激光在角膜基质层连续扫描 2 层，术中直接制作一个角膜基质透镜，再通过 2 mm 的微小切口将透镜手工分离取出，与传统方法相比，手术更安全、微创，因术中不再制作角膜瓣，避免了角膜瓣引起的各种并发症（图 13）。

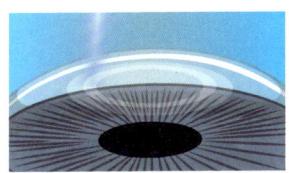

1. 飞秒激光扫描制作微透镜（下层）

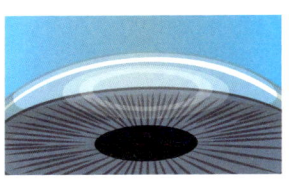

2. 飞秒激光扫描制作微透镜（上层）

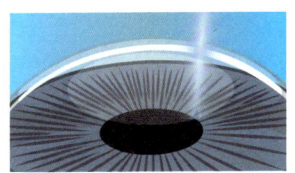

3. 飞秒激光制作微切口

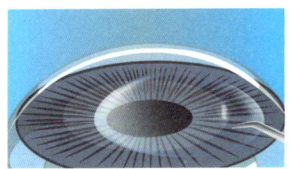

4. 取出微透镜

图 13 SMILE 手术示意图

（二）眼内晶状体植入手术

Q31: 什么是眼内晶状体植入手术？

眼内晶状体植入手术，与激光和其他切削眼角膜组织的手术不同，它不切削角膜，通过微创手术将人工晶状体植入眼内达到矫正近视及散光的目的。眼内晶状体植入手术根据是否保留自身的晶状体可分为两类：一类是摘除晶状体，即无晶状体眼人工晶状体植入术；另一类是保留晶状体，即有晶状体眼人工晶状体植入术。

Q32: 什么是 ICL 手术？

ICL 手术属于有晶状体眼后房型人工晶状体植入术，即在保留自身晶状体的情况下，将一枚可折叠式的柔软的人工晶状体植入到眼内后房结构，达到矫正近视和散光的目的。

33: ICL 的手术原理是什么？

ICL 手术是将一种柔软且富有弹性的人工晶状体通过在角巩膜缘制作一个小切口，放入眼球的虹膜和晶状体之间的后房结构，将其调整固定到一个合适的位置，相当于在眼内戴了副为患者量身定做的"隐形眼镜"（图 14）。

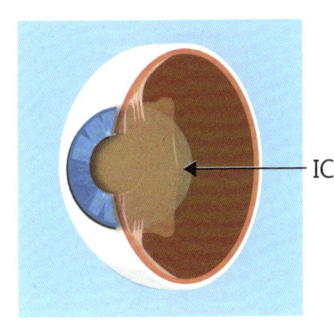
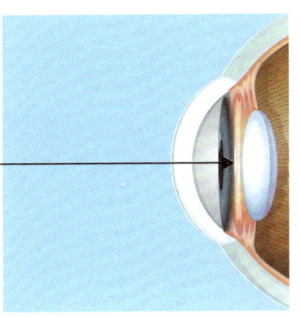

ICL晶状体

不切削角膜手术
眼内人工晶状体植入

图 14 ICL 手术原理示意图

Q34: ICL 眼内镜是什么材料做的?

ICL 英文全称为 implantable collamer lens。ICL 晶状体材料为胶原共聚物 collamer,胶原带负电荷,可阻止带负电荷的蛋白质沉积,并在 ICL 表面形成纤维连接蛋白保护膜,防止 ICL 被识别为异物,抑制白细胞黏附,具有良好的生物相容性,晶状体能够与人眼和谐共处,置于眼内无异物感,外观上也看不出来(图 15)。

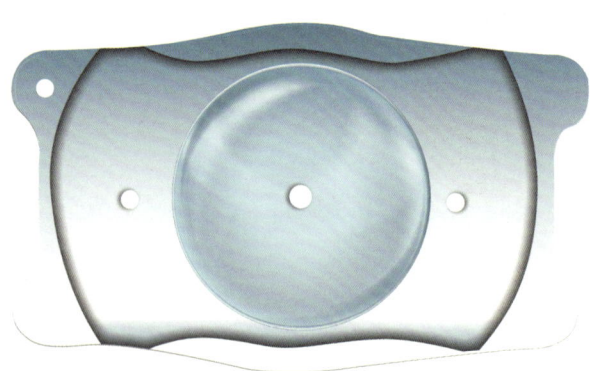

图 15 ICL 人工晶状体示意图

Q35: ICL 手术安全可靠吗?

ICL 手术的有效性和安全性已得到大量临床研究的验证。目前已经在全球 75 个国家获批使用,中国在 2006 年批准了 ICL 晶状体的临床应用,已经形成规范流程并取得良好的临床疗效(图 16)。

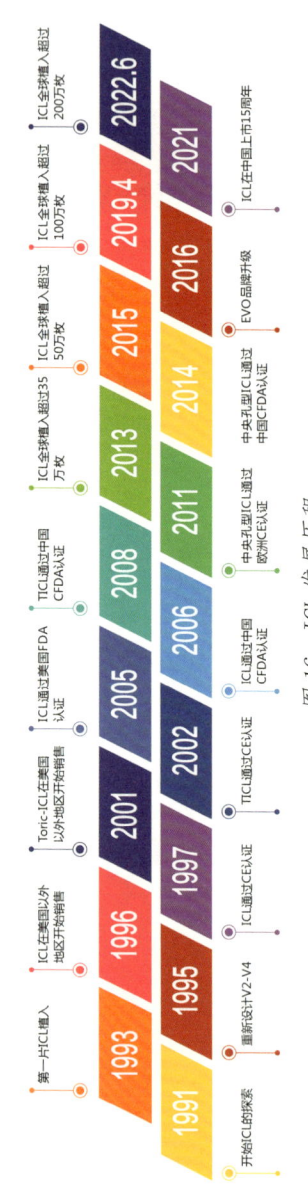

图 16 ICL 发展历程

36: ICL 的优势都有哪些?

（1）不切削角膜。保留了眼睛生理结构的完整性和生理功能，有更大的适应范围，并且屈光矫正度数稳定，也减少了术后干眼症状的产生。

（2）矫正范围广。激光类近视手术只能矫正 1200 度以内的近视，ICL 晶状体可以矫正 1800 度以内近视，且对角膜薄、角膜形态不好、不能进行激光类近视手术的患者也适用。

（3）提升视觉质量。术后获得的视觉清晰度好。比如同样的距离，ICL 术后会看到更清晰的细节。矫正后即可恢复清晰视力，并减少像差，使成像更清晰，夜视力更加敏锐。

（4）加法手术可逆。如果有特殊情况需要调整或置换，或者需要进行其他眼部手术，ICL 可以随时取出或更换。

（5）防紫外线。独特的Collamer材料，可阻挡紫外线，有效减少紫外线引发的相关眼病。

（6）舒适度高。人工晶状体材料具有极高的生物相容性，纤薄柔软，植入眼内后位置固定，可与眼睛自然和谐相处，不会产生异物感（图17）。

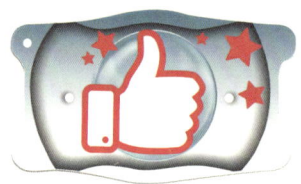

图17 ICL手术的优势

37: 哪些人能做 ICL 手术?

（1）有脱镜需求，眼部条件符合术前检查标准的患者。

（2）年龄为 18 岁及以上，近两年近视度数稳定，且矫正视力良好。

（3）近视的矫正范围是 50～1800 度，散光范围是 600 度以内。

38: 什么情况下要慎重选择 ICL 手术?

（1）严重的眼附属器病变。

（2）角膜内皮细胞计数低、Fuch's 角膜内皮营养不良及其他角膜病变。

（3）青光眼、白内障、有明显影响视力的眼底疾病患者。

（4）未经心理或者精神科医生允许手术的心理疾病患者。

（5）女性孕期、哺乳期。

（6）全身胶原敏感症或自身免疫病。

（7）无法配合检查和手术的疾病，如癫痫、癔症等。

（8）前房深度浅，小于 2.8 mm。

Q39: ICL 术后多久可以工作?

术后第一天需要复查,检查切口和人工晶状体位置等眼部情况。术后第一天可以正常用眼并开始工作,但在工作时需要注意劳逸结合,按时用药。术后 1 周左右视力可提升至良好的状态。

Q40: ICL 植入术后能看到眼内晶状体吗?

ICL 是个透明的长度仅有 12 mm 左右的软性镜片,它植入于虹膜之后,只有专业的眼科医生在裂隙灯显微镜下检查才能观察到。

Q41: ICL人工晶状体能在眼内放置多久?

若没有特殊情况ICL人工晶状体可以终身放在眼内,具有长期稳定性。

Q42: ICL植入手术后需要复查吗?

需要。术后1天、1周、3个月、6个月需要检查。建议后面每半年至1年定期复查。一方面需要观察手术后眼部恢复情况并根据每个人的情况调整术后用药;另一方面高度近视容易并发其他眼病,即使没有做手术也需定期检查眼睛情况(图18)。

图18 "晶状体手术后需要复查吗"视频(扫码播放)

Q43: ICL 植入手术后可以戴美瞳吗?

可以,一般要求在手术后 1 个月以上且眼睛恢复稳定后。但是长期配戴美瞳易造成结膜炎、角膜炎等并发症,也会使角膜因缺氧而发生其他问题,建议尽量避免或减少使用美瞳,若配戴后出现不适要及时来医院就诊(图 19)。

图 19 "人工晶状体手术后可以戴美瞳吗"视频(扫码播放)

（三）手术方式的选择

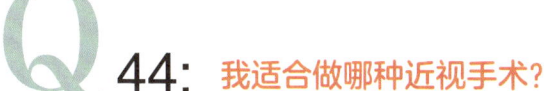

Q44：我适合做哪种近视手术？

近视手术主要分为角膜屈光手术和眼内屈光手术，应根据患者的眼部条件和具体情况选择适合的术式。角膜屈光手术对角膜厚度、曲率、形态等要求较高，眼内手术对眼内空间要求较高。

（1）术式：准分子激光屈光性角膜磨削术（PRK）

原理：PRK术机械刮除中央区角膜上皮后应用准分子激光在角膜前表面进行光学性切削。TransPRK为PRK改良术式，即利用准分子激光将角膜中央上皮及基质予以汽化切削。

优势：手术设备及操作简单，术后并发症相对较少，适合于轻、中度近视患者。

不足：角膜表面切削可致神经、基质的损伤，随切削程度加深而引起角膜感觉异常、夜间眩光、干眼不适等并发症。

（2）术式：准分子激光原位角膜磨镶术（LASIK）

原理：先用角膜板层刀做一个带蒂的角膜瓣，掀开后用准分子激光在暴露的角膜基质床上根据具体度数进行相应的切削，切削完成后将角膜瓣复位。

优势：保留角膜上皮层和前弹力层的完整性，更加符合角膜的解剖生理；术后无明显疼痛；减少屈光回退、雾状混浊等并发症，适合高度近视患者，根据患者的角膜厚度最高可矫正近视度数达–12.0D（1200度）。

不足：如制瓣厚度预测不准确，边缘相对粗糙，可能出现角膜瓣移位等相关并发症。

（3）术式：半飞秒手术（FS-LASIK）

原理：基本原理与LASIK相同，但以更精准、损伤更小的飞秒激光制作角膜瓣。

优势：损伤更小，恢复更快，可根据患者角膜具体情况进行个性化切削治疗。

不足：存在角膜瓣移位等并发症。

（4）术式：准分子激光上皮下角膜磨镶术（LASEK）

原理：用乙醇浸泡松解角膜上皮，机械制作角膜上皮瓣掀开后，进行准分子激光切削，再复位上皮瓣。

优势：相较LASIK更加安全，无角膜瓣移位并发症。适合角膜薄、度数低的患者。

不足：破坏角膜前弹力层，术后恢复慢、痛感相对重，可能出现角膜雾状混浊。

（5）术式：全飞秒手术（SMILE）

原理：以飞秒激光完成连续扫描，先后两次对角膜基质层进行不同深度的激光切削，制作角膜透镜后通过2～4 mm微小切口将透镜分离取出。

优势：安全微创，术后恢复快，避免角膜瓣相关并发症。

不足：如果要进行二次矫正，需选择其他手术方式。

（6）术式：ICL晶状体植入

原理：直接在眼内放入人工晶状体，类似眼内隐形眼镜。

优势：切口小，安全性高；术后可随时取出或更换；可矫正的度数范围大，适合于高度近视和角膜过薄不适合行角膜手术者。

不足：存在内眼手术相关风险，包括感染、人工晶状体旋转等。

三、术前检查

（一）角膜地形图

Q45: 什么是角膜地形图？

角膜地形图可用来描绘角膜厚度、屈光力和形态，是近视屈光术前的一项必备检查，可用于排除手术禁忌证、确定手术参数、评估术后效果等。

【拓展阅读】

正如山峰的陡坡与缓坡，角膜不同方向上的形态（陡峭与平缓的程度）亦各不相同。通常而言，角膜地形图中角膜前表面的曲率图、角膜厚度图以及角膜前后表面的高度图是眼科医生的关注重点。

角膜前表面曲率图（图20左上图）：描述了角膜前表面各点的屈光力，可用于判断角膜散光的类型与程度。角膜有规则散光时，前表面曲率图为对称的蝴蝶结（"8"字）形。如曲率图呈不对称形状，或部分区域屈光力过高，则可能表明角膜形态的异常。

角膜厚度图（图20左下图）：描述了角膜各点的厚度。角膜厚度通常从中央至周边逐渐增厚，正常人角膜最薄点厚度为500～600 μm，厚度的异常增厚、变薄均可能与角膜疾患有关。

角膜前、后表面高度图（图20右侧上下图）：描述了角膜前、后表面各点相对于参考平面的高度（即"凹凸"）情况，正值表示在参考平面上，即"凸起"；负值表示在参考平面下，即"凹陷"。正常情况下，角膜各点与参考平面大致重合，角膜高度绝对值均较小，角膜高度图呈对称的蝴蝶结（"8"字）形。异常角膜，如圆锥角膜，发生了角膜的异常隆起，则角膜对应区域高度值较大，角膜高度图呈"C"字形或中央岛形，是角膜屈光手术的禁忌。

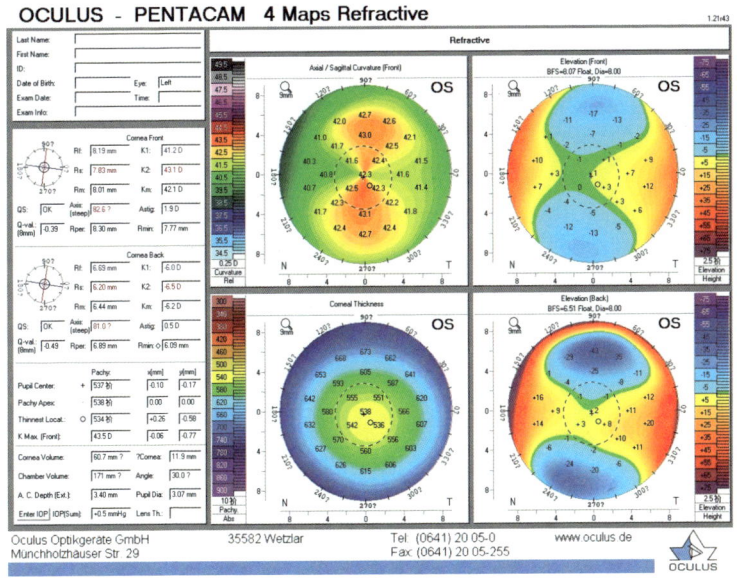

图20　角膜地形图——屈光四联图

Q46: 什么是圆锥角膜?

圆锥角膜通常可发生角膜的异常变薄及锥形前突,可导致高度的不规则散光及视力下降,是角膜屈光手术的禁忌,角膜地形图是筛查圆锥角膜的重要手段之一。圆锥角膜患者的地形图通常具有不对称的形态,部分区域的屈光力过高,伴随异常变薄与隆起(图 21)。

【小贴士】怀疑或经确诊为圆锥角膜的患者,需至相关眼科专家或圆锥角膜专科门诊寻求进一步的评估与治疗。

【研究前沿】角膜地形图可评估角膜的形态特点,而新型的在体角膜生物力学分析仪可评估角膜的生物力学性能("软硬"程度),可进一步提高圆锥角膜筛查的准确性。如果角膜生物力学指数(即图 22 的 CBI 值)到达黄色或红色的区间,则可能表示角膜生物力学性能欠佳,在圆锥角膜患者中,这一数值通常在 1.00 左右。

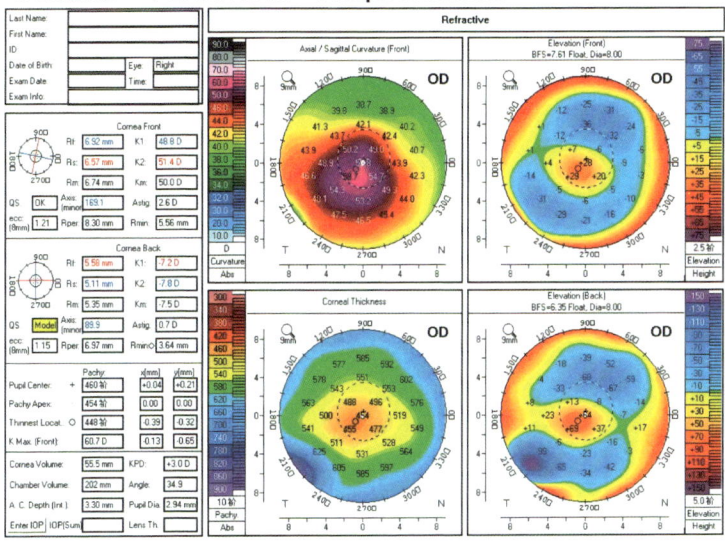

图21 圆锥角膜患者的屈光四联图

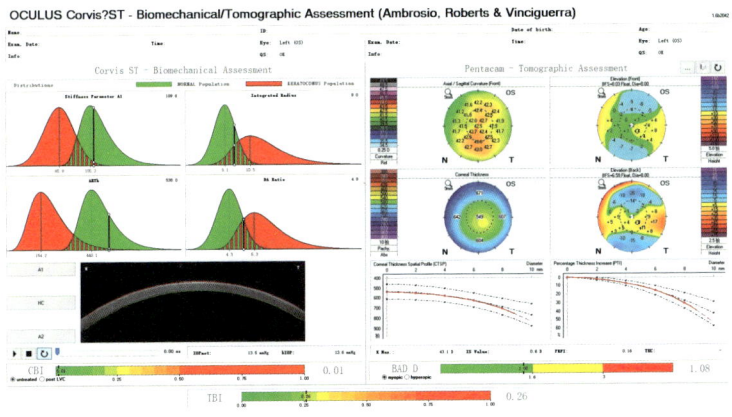

图22 角膜生物力学分析 Corvis-ST 检测

（二）眼压

Q 47：什么是眼压？

血液对血管的压力称为血压。类似的，眼球内容物对眼球壁的压力即为眼内压（intraocular pressure，IOP），简称眼压，正常眼压范围为 10～21 mmHg。

图 23 眼压测量结果报告显示：右眼（right）平均眼压 11.2 mmHg，左眼（left）平均眼压 14.1 mmHg。

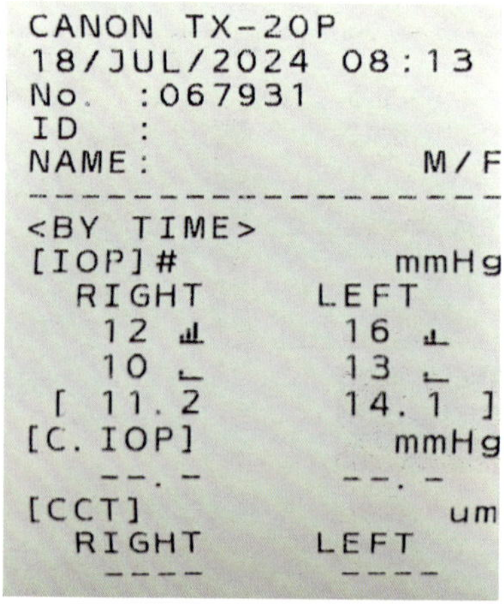

```
CANON TX-20P
18/JUL/2024 08:13
No. :067931
ID  :
NAME:                M/F
------------------------
<BY TIME>
[IOP]#           mmHg
  RIGHT      LEFT
    12         16
    10         13
 [ 11.2        14.1  ]
[C.IOP]          mmHg
    --.-       --.-
[CCT]              um
  RIGHT      LEFT
   ----       ----
```

图 23　眼压测量结果报告

【拓展阅读】

（1）低眼压的可能原因有：角膜厚度偏低（如角膜屈光术后、圆锥角膜等）、眼球萎缩、使用了降眼压药物、手术等。

（2）高眼压的可能原因有：角膜厚度偏高、青光眼、高眼压症、白内障、使用含类固醇类药物等。眼压过高可引起眼部胀痛、头痛、视力下降、视疲劳、虹视、恶心呕吐等症状，长期的眼压增高可导致视神经受损，造成视野缩小乃至失明，需使用降眼压药物或手术进行控制。

Q48: 什么是青光眼？

青光眼是全球第二大致盲性眼病，表现为特征性的视神经萎缩、视野缺损，其主要的危险因素之一是病理性的眼压增高，其余危险因素包括浅前房（远视眼）、高度近视、年龄（40岁以上）、家族史、高血压、糖尿病等。其中急性闭角型青光眼可有眼压的急剧升高，伴随剧烈眼痛、头痛、虹视、视力下降等症状，需及时治疗。而开角型青光眼发病隐匿，大部分患者就诊时已为中晚期，被称为"视力小偷"（图24）。

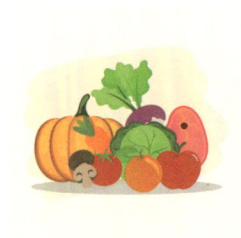
正常

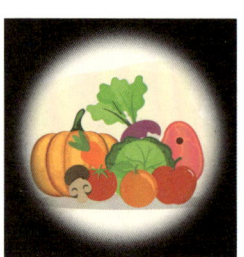
青光眼早期

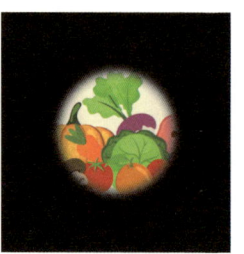
青光眼晚期

图24 青光眼视野变化图

【小贴士】具有青光眼相关危险因素的人群，需定期进行常规眼科检查；经确诊为青光眼的患者，应尽快至青光眼专科门诊就诊。

(三)验光

Q49: 近视手术前为什么要反复做多次验光检查?

术前反复验光对最终确定患者真实近视度数及屈光手术的选择至关重要。每一位患者在术前检查过程中,都要进行多次验光检查,包括电脑验光、综合验光和扩瞳验光,以确定最优的手术方案。

Q50: 做了手术之后,我的视力一定会达到最好吗?

不一定。一般来说,术前验光达到的最佳戴镜矫正视力,即是预期的术后恢复视力。

Q51: 近视手术前的验光流程是怎样的?

一般来说,屈光手术术前验光基本流程如下。

第一步:进行电脑验光初步确定度数。

第二步:根据电脑验光的结果进行小瞳下综合验光。

第三步:进行扩瞳验光。

第四步:必要时再次进行小瞳孔下综合验光,特别是对调节力过强、年龄较小、伴有隐斜视的患者;对初次小瞳下综合验光与扩瞳验光差距较大者进行复验光,以能达到最佳矫正视力的最小度数作为手术治疗的依据。

Q52：近视手术前为什么要散瞳验光？

扩瞳药水的作用表面上是扩大瞳孔，本质上是麻痹睫状肌去除调节。眼睛的调节是通过眼球、睫状肌、晶状体悬韧带和晶状体来实现的。当注视远处目标时，睫状肌松弛，晶状体悬韧带收紧，晶状体变得扁平；当注视近处目标时，睫状肌逐渐收缩，使晶状体悬韧带逐渐放松，晶状体凸度变大，趋向球形。屈光力增强，使近处物体正好成像于视网膜上。扩瞳眼药水可以抑制睫状肌收缩，使其麻痹，从而使眼球处于调节静止的状态，人的晶状体也处于一个正常的休息状态，此时的屈光度才是我们眼睛真实的度数。因此，术前进行散瞳验光检查，得到准确的屈光度，对于手术参数设计至关重要（图25）。

图25 "近视手术前为什么要散瞳验光"视频（扫码播放）

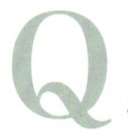

Q53: 近视患者该如何配合验光检查?

第一步：提供详细的近视病史。包括近视持续的时间、近视度数的变化情况、以往眼部手术或治疗的经历，以及任何可能相关的眼部症状，这有助于验光师全面了解患者的眼部状况。

第二步：详细沟通近视症状。包括视力模糊程度、眼疲劳感、夜间视力如何等，这有助于验光师更好地了解患者的需求和期望。

第三步：遵从验光师的指示。包括固定头位、保持眼睛放松、注视固定目标或进行不同测试等，这有助于确保准确的验光结果。

第四步：提供合理的反馈。比如注意到某些调整时视力会变得更加清晰；或者有不适症状，可以及时告知，验光师可以根据反馈进行验光调整。

第五步：积极主动讨论。在验光完成后有时会进行插片试戴，根据主观体验、个人需求和生活方式等，患者可与验光师讨论并进行个性化调整，来确保获得最合适的矫正效果（图26和图27）。

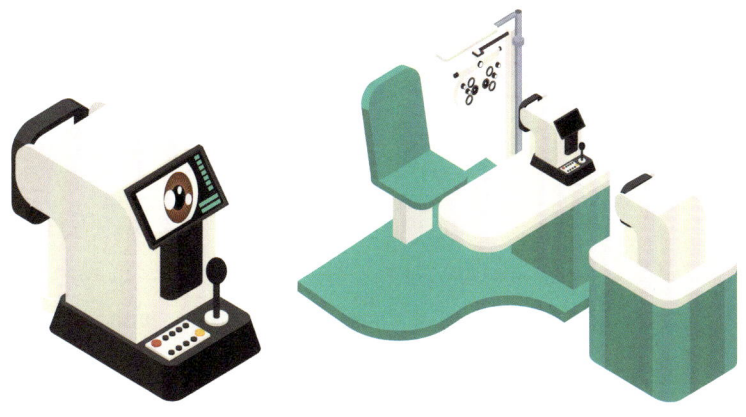

图26　电脑验光仪　　　　图27　综合验光仪

此外，对于超过40岁的患者，我们还要附加一项检查——老视检测，并测量调节幅度，以最后确定在手术时要保留的度数（图28）。

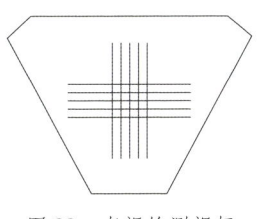

图28　老视检测视标

Q54: 验光报告单怎么看?

电脑验光

球镜(S):负号(-)代表近视,正号(+)代表远视。

柱镜(C):指散光的程度。

散光轴位(A):代表散光眼所看到的模糊的方向。

瞳距(PD):表示两眼间瞳孔中心的距离。

等效球镜(S.E.):即近视度数+$\frac{1}{2}$散光度数,数据通常是3次验光后的综合参考值(图29)。

右眼	球镜	柱镜	散光轴向
<R>	S	C	A
第一次测量	-3.50	-0.50	19
第二次测量	-3.50	-0.50	21
第三次测量	-3.50	-0.50	15
平均值	**-3.50**	**-0.50**	**19**
等效球镜	S.E. -3.75		
<L>	S	C	A
左眼	-2.75	-0.75	175
	-2.75	-0.50	172
	-2.75	-0.50	172
	-2.75	**-0.50**	**172**
	S.E. -3.00		
PD: 61 瞳距			

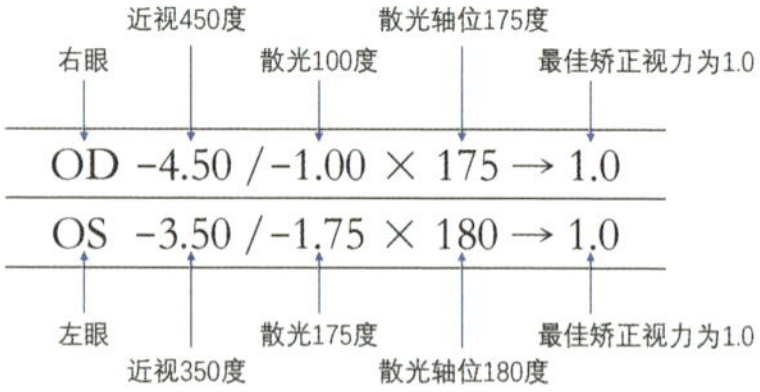

```
        近视450度      散光轴位175度
右眼            散光100度            最佳矫正视力为1.0
     ┌─────────────────────────────────┐
     │ OD -4.50 / -1.00 × 175 → 1.0    │
     │ OS -3.50 / -1.75 × 180 → 1.0    │
     └─────────────────────────────────┘
左眼            散光175度            最佳矫正视力为1.0
        近视350度      散光轴位180度
```

图29 验光报告单

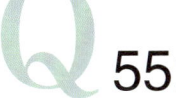

55: 医生让我手术前停戴隐形眼镜,为什么?

因为戴隐形眼镜后会影响角膜形态和屈光度,导致检查的结果可能不准确,会影响手术效果。

【小贴士】我们的角膜是有弹性和可塑性的,爱美的您日常使用的隐形眼镜、硬性角膜接触镜和OK镜等会通过机械作用改变角膜的形态。如果隐形眼镜没有停戴足够时间,不仅会给验光结果造成较大的误差,而且会对角膜地形图的形态产生影响。因此,建议您停戴隐形眼镜一段时间后再前来就诊检查。一般来说,对于配戴接触镜的被检者,建议普通软镜停戴1周及以上,美瞳停戴2周及以上,硬性接触镜RGP需停戴4周及以上,角膜塑形镜建议停戴3个月及以上。

(四)角膜内皮

Q56: 为什么需要在 ICL 植入术前做角膜内皮检查?

为了保障 ICL 术后的安全性和长期稳定性。一般认为,维持角膜正常的内皮屏障功能所需要内皮细胞临界密度为 2000 个 $/mm^2$,如果屏障功能受损就会使眼内的液体(即房水)渗漏进角膜基质之间,引起角膜水肿和视力严重降低。

ICL 手术后角膜内皮细胞的密度会随着时间的推移出现轻微的下降,一方面是因为随着年龄增加,角膜内皮密度会逐渐下降;另一方面是因为眼内房水循环改变或术中操作引起的机械损伤也可能会导致角膜内皮密度降低。如果角膜本身内皮细胞数量较少或形态不佳,术后可能会引起角膜内皮失代偿,出现角膜水肿,影响患者视力的恢复(图 30)。

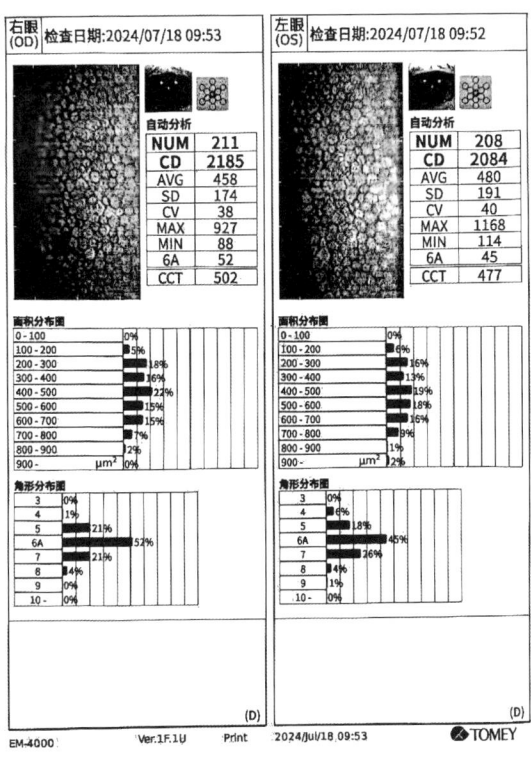

图 30 角膜内皮细胞检查报告

Q57：角膜内皮细胞密度多少才能做 ICL 植入？

一般至少要 2000 个 /mm^2。ICL 术前要重点检查患者的角膜内皮细胞形态和密度，要求每平方毫米内皮细胞数在 2000 个以上，否则不建议选择 ICL 手术。

【小贴士】如果发生 ICL 术前检查发现内皮细胞密度严重降低或形态异常的情况，医生会建议您及时就诊，因为内皮细胞密度严重降低常见于圆锥角膜、角膜内皮营养不良、青光眼、眼内炎症、长期不合理配戴角膜接触镜等情况。

【研究进展】通过对接受 ICL 手术患者的长期随访发现，在接受 ICL 手术后，角膜内皮细胞密度的减少速度为每年 0.3%～1.2%，总体下降速度与生理性下降速度（每年 0.5%）接近，暂未有正常情况下角膜内皮细胞失代偿的病例报告。

（五）眼轴

Q58：为什么术前检查还要测眼轴长度？

为了初步判断近视的类型，进而确定是否能做手术和做哪种手术。此外，为了帮助监测手术后近视是否仍有进展。

【补充阅读】

简单来说，眼轴指的是人眼前极到后极之间的距离。亚洲人的眼轴平均长度为 24 mm 左右，而高度近视患者的眼轴常常会超过 24 mm（图 31）。在屈光手术的术前检查中，眼轴检查结果结合屈光度有评估近视程度和类型、判断手术后近视是否加深的作用。

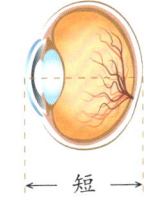
眼轴偏短（＜22 mm）

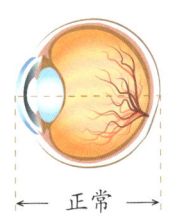
眼轴正常（22～24 mm）

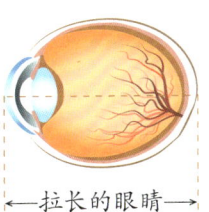
眼轴偏长（＞24 mm）

图 31　眼轴长度图

评估近视程度和类型：近视分屈光性近视、轴性近视和复合性近视，通常眼轴每增加 1 mm，近视度数增长 200～300 度。

判断手术预后：在高度近视或病理性近视手术后，需要复查眼轴，判断预后。如果高度近视手术后视力下降，出现再近视状态，可通过测量眼轴长度（与术前比较）来确认是手术屈光回退还是眼轴增长引起的再近视。

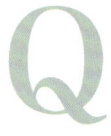

59: 眼轴越短越好吗？

注意并不是眼轴越短越好，如果眼轴长度小于 22 mm，常常伴有生理性浅前房，对于想接受 ICL 手术的患者来说，眼轴过短意味着没有足够的"空间"容纳人工晶体，同时短眼轴、浅前房的患者发生急性闭角性青光眼的风险会增加。

【小贴士】在近视度数不断增长的情况下，有些超高度近视患者眼球长度可能会超过 30 毫米。如果把眼球比作一颗气球，眼轴越长，眼球变形越严重，视网膜越容易被"撑破"，越容易出现眼底视网膜病变等严重并发症。所以，眼轴长度超过 26 mm 的高度近视患者，无论是否做手术，都需要特别注意，要保持良好的用眼习惯，每年定期进行眼底检查。

(六)眼前节 OCT、眼底 OCT

60: 眼前节 OCT 和眼底 OCT 分别有什么用?

眼前节 OCT 能够观察角膜形态和角膜各层情况,眼底 OCT 可以了解眼底后极部视网膜各层及黄斑的健康状况。

【补充阅读】

OCT 是光学相干断层扫描检查的简称。这是一种将光的干涉成像与计算机显像相结合的三维断层成像技术,能够探测眼部组织中不同深度的反射或者散射信号,具有非侵入、非接触、高分辨率和快速的优势。

眼前节 OCT 是对眼睛前部组织结构进行扫描探查的技术。术前进行该项检查能够快速而直观地看到角膜的整体形态和五层细微结构,帮助筛查各种不适合屈光手术的眼部条件,包括圆锥角膜、角膜异物、角膜混浊等。此外,它可以直接显示角膜厚度、前房深度等多项眼部参数,为术式、ICL 尺寸的选择提供参考。以 ICL 手术为例,经眼前节 OCT 可清晰观察到 ICL 植入后的眼部情况,包括 ICL 位置、前房结构变化等,并获得前房深度、晶状体厚度、拱高等观察指标。其中,拱高是指 ICL 晶状体后表面与人眼自然晶状体前之间的距离,作为 ICL 术后观测的重要指标，拱高过高或过低都有可能导致不良并发症的产生（图 32 和图 33）。

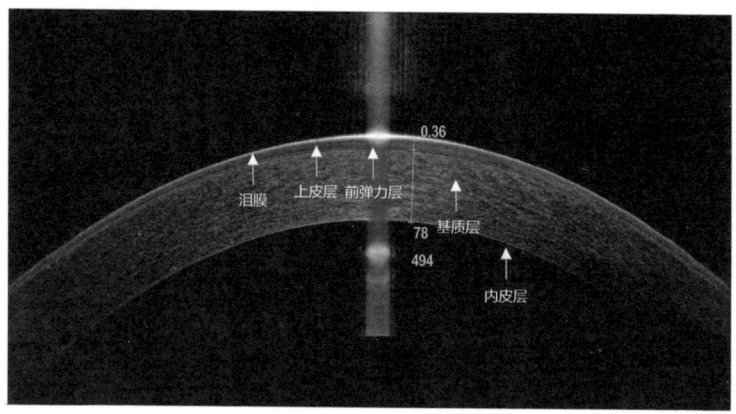

图 32　眼前节 OCT 下正常角膜的各层结构

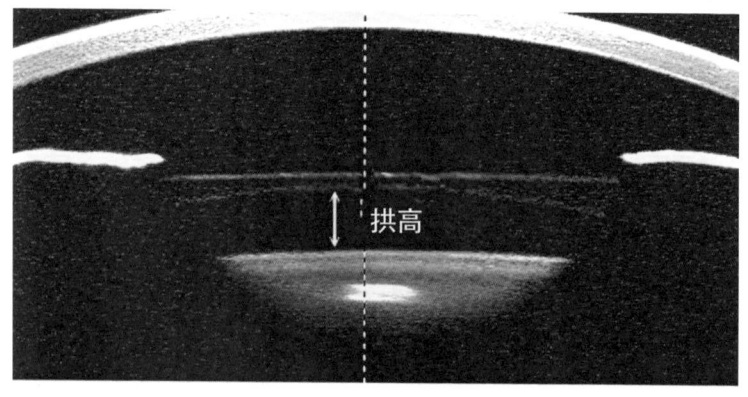

图 33　ICL 植入术后拱高测量

眼底 OCT 扫描能够显现出视网膜的多层结构，直观了解后极部视网膜切面是否存在病变及病变累及的结构层数，包括视网膜水肿、硬性渗出、脱离、新生血管和黄斑改变等。高度近视患者随着眼球前后径不断变长，眼球外壁巩膜扩张，牵拉视网膜逐渐变薄，加之玻璃体形变所致的玻璃体液化腔，更容易导致视网膜劈裂和裂孔的发生。近视手术前对眼底的筛查可以及时发现可疑变性部位并进行处理，防止影响手术效果（图 34）。

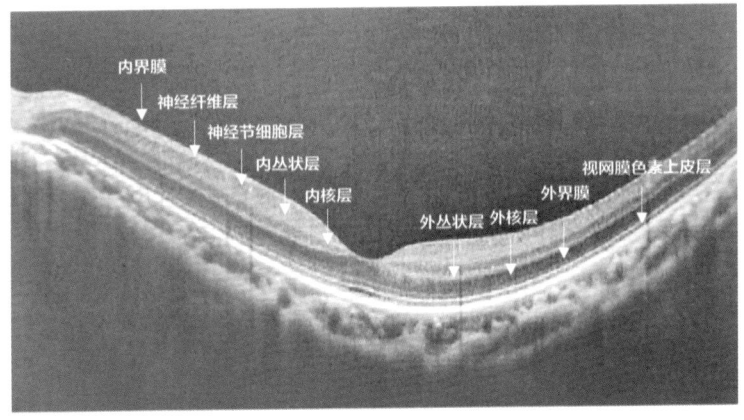

图 34　正常眼底 OCT

（七）像差

Q61：什么是像差？

像差是一种视觉质量检查，像差过高会对手术效果产生一定的影响，导致眩光、重影、夜视力下降等并发症发生率的提高。

【补充阅读】

像差是光线经过人眼屈光系统后形成的实际波前形状与理想波前形状之间的位置偏差。如图35所示，平行光线进入眼睛后，在理想情况下应全部同时汇聚于黄斑中心凹这一点上，而各种光学缺陷会导致光线汇聚的时间先后和位置差异，使视觉质量变差。像差包括低阶像差和高阶像差。前者对应视光学中的屈光不正，即近视、远视和散光，是屈光手术矫正的主要对象；后者对应不规则散光等屈光系统存在的其他缺陷，包括球差、彗差、三叶草差、四叶草差等，是屈光手术不易矫正的部分且会对手术效果产生一定的影响。

术前像差检查能够测量原有的屈光不规则成分并判断人眼的光学质量，为术后恢复预测提供准确信息。通过合理设计矫正视力、减少术时高阶像差的引入甚至主动矫正，能够个性化、精准化地使患者获得更好的视觉体验。一般来说，彗差过高引起模糊和重影，球差过高引起眩光和光晕，三叶草差引起星芒（图36）。

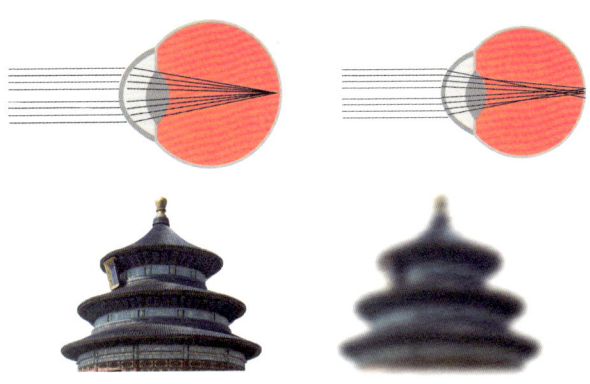

图35　理想状态和存在像差情况下的视觉质量

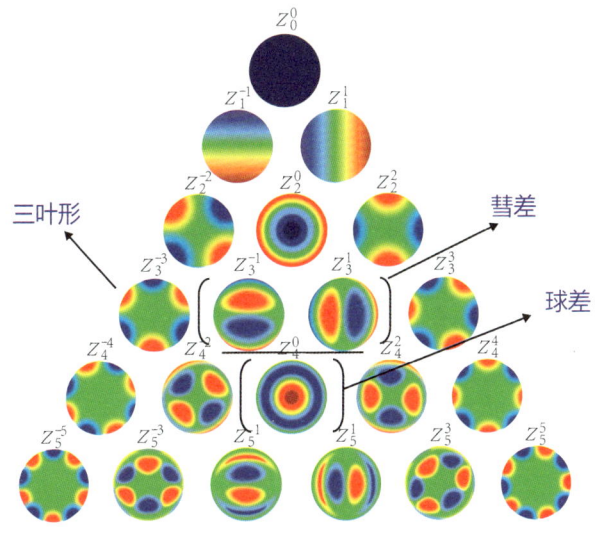

图36　像差示意图

（八）眼底检查

Q62: 扩瞳眼底检查是否有必要？

该项检查可全面观察玻璃体及视网膜各方位情况，排查玻璃体疾病，以及视网膜变性、裂孔、脱离等病理性改变（图37）。

若眼底检查存在视网膜裂孔、格子样变性等病理情况者建议先行眼底激光治疗，2~3周以后复查情况良好即可预约后续屈光手术，若发生视网膜脱离而眼底激光无法治疗的患者，需先至眼底视网膜科行视网膜复位手术（图38）。

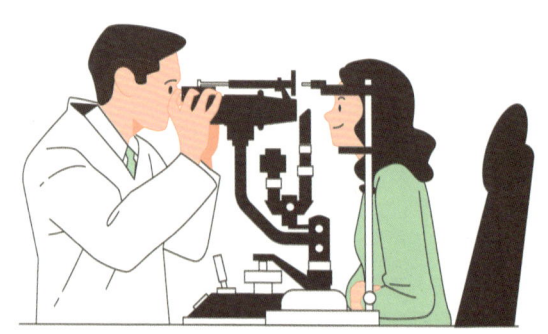

图37 医生给患者检查眼底示意图

图38 "近视手术前为什么要做眼底检查"视频（扫码播放）

四、近视手术的风险

**63:** 听说近视手术有风险,是真的吗?

任何手术都有一定风险,近视手术也不例外。至于该不该做,要综合考虑患者的自身眼部条件、摘镜意愿和医生的专业建议。随着技术的发展,近视手术越来越安全微创,尤其是现在的主流近视手术,如角膜屈光手术(全飞秒、半飞秒、表层手术 LASEK、TransPRK 等),只是对角膜的不同层次进行激光削切,对眼球内部组织几乎没有影响。此外,眼内晶状体 ICL 植入术通过将可折叠的"镜片"植入眼内的方法来矫正近视,具有不切除角膜组织、保留角膜结构以及"可逆性"的特点,允许患者通过二次手术进行调整或更换人工晶状体来矫正近视。

Q64: 近视手术效果不理想是怎么回事？

近视手术效果不理想的原因有多种可能。

首先，可能因为患者存在潜在的风险因素，在术后出现相关并发症，从而影响手术的效果；其次，术中患者配合欠佳、操作意外也可能影响手术疗效；第三，术后未遵医嘱用药和及时复查，导致出现恢复异常甚至出现感染后未能及时处理，也会导致近视术后视力下降。也有部分人做完手术后，发生与近视手术无关的眼病。

还有一点值得注意的是，尽管近视手术可以矫正现有的近视度数，但近视手术后仍然存在近视进展的可能性，因为近视手术无法控制不良用眼习惯等因素造成的近视加深。因此，即使进行了手术，仍然建议定期进行眼部检查，以便及早发现近视进展并采取适当的措施。

Q65: 近视手术之后有哪些不良反应?

近视术后早期可能出现干眼、视力波动、夜间眩光、暗环境下视觉质量下降、看近处疲劳等不适症状。早期可通过滴人工泪液等滋润眼药水缓解干眼和视疲劳症状（图39）。夜间眩光和近视患者的暗瞳（暗环境下的瞳孔）大小相关，暗瞳越大者眩光可能越明显，但会随着时间推移逐渐改善和适应。术后早期视觉质量不佳时尽量避免夜间开车，注意安全。

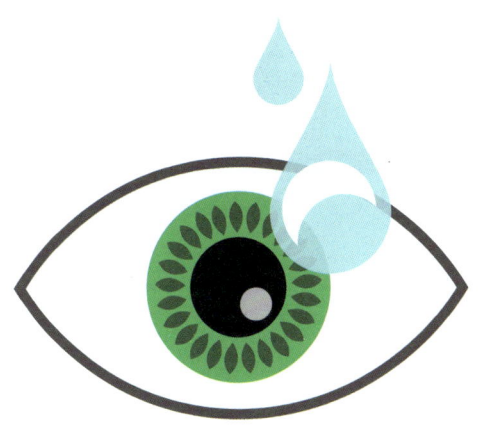

图39 术后使用人工泪液等缓解干眼

Q66: 做完手术之后我还会近视吗？

图40 "做完手术之后我还会近视吗"视频（扫码播放）

有可能。手术后可能会因为术后用眼不当造成近视的再发展，因为近视手术只是把目前的近视度数矫正，因此在做完手术后要养成良好的用眼习惯，不能过度用眼（图40和图41）。

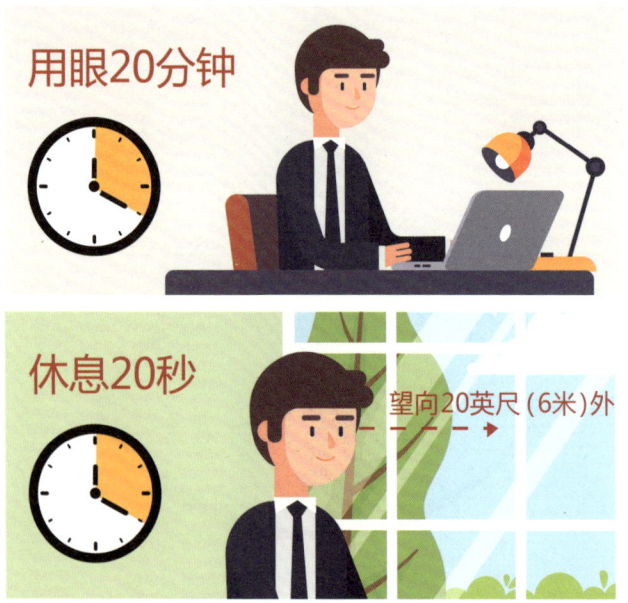

图41 良好的用眼习惯——20—20—20原则

 **67:** 医生说我是高度近视,手术效果会受影响吗?

手术是将目前的近视度数矫正,如果度数过高无法通过角膜激光手术或人工晶状体植入术完全矫正,术前医生会跟患者充分沟通。此外,高度近视、角膜曲率平坦的患者在角膜激光手术后存在屈光回退(再次出现近视)的风险,医生也会根据患者的检查情况告知。

由于高度近视的患者眼轴较长而且容易并发眼底病变,这些因素可能对近视手术的安全性和术后长期的视觉效果产生影响。因此,术前会对高度近视患者的眼底状态重点评估,并且建议患者术后定期复查眼底。总之,如果术前进行了全面的眼部检查和评估,根据检查结果选择了最适合的手术方案,高度近视仍然可以成功摘镜,获得满意的手术效果。

Q68: 听说有人术后出现了"圆锥角膜",这是什么原因造成的?

角膜激光术后圆锥角膜(角膜扩张)是屈光术后的潜在并发症之一,会对视力产生很大影响。

圆锥角膜是由于屈光术后角膜厚度和角膜生物力学改变引起的角膜中央变薄向前突出,呈圆锥形的一种眼病。一般来说,通过术前角膜生物力学和角膜地形图的检查,排除具有圆锥角膜倾向的患者可以在很大程度上避免术后出现圆锥角膜的风险。此外,日常生活中要避免揉眼睛、按压眼球的动作,防止增加圆锥角膜的风险,尤其是近视手术后需更加注意(图42)。

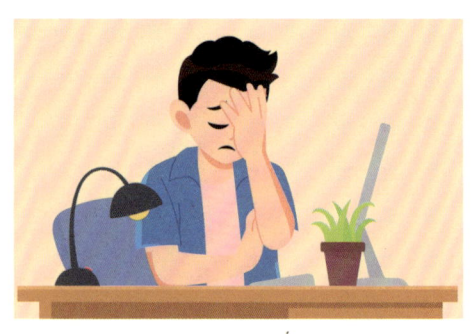

图42 术后注意:切忌揉眼、按压眼球

69: 手术费用越贵,效果越好吗?

当然不是。近视手术是目前在临床上成熟度非常高的手术,创伤小、恢复快,总体是安全的。但不是最贵的就是最好的,适合自己的才是最好的,可以根据个人的实际情况,听从医生的建议来选择最佳的手术方案(图43)。

图43 "手术费越贵,效果越好吗"视频(扫码播放)

Q70: 术后视力能否一定达到1.0?

近视手术只是把目前的度数矫正,并达到术前戴镜的最佳视力。有些人术前戴镜最佳视力不能达到1.0的,术后也不一定能达到1.0。另外,每个人的眼球条件不同,术后视力恢复水平也会有差异(图44)。

图44 "术后视力能否一定达到1.0"视频(扫码播放)

 **71:** 近视术后更容易老花?

年龄大了,每个人都会老花。近视手术跟老花其实是两码事,不存在做了近视手术更容易老花的情况。

 **72:** 近视术后晚上还能不能开车?

术后早期角膜水肿没有完全消退,夜间看灯光有比较明显的眩光感是正常的,一般1个月左右会逐渐消退。但是夜间瞳孔偏大的人,眩光感和夜间视力的下降不会完全消失,需要慢慢适应。大部分人是可以适应轻度眩光,并不会影响到夜间用眼和开车(图45)。

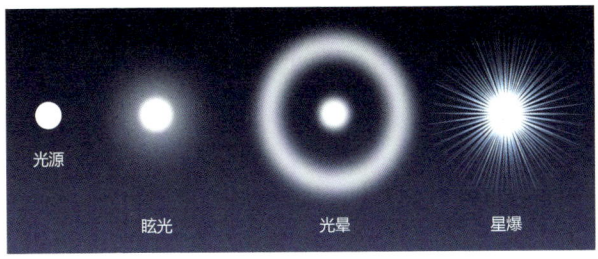

图45 眩光示意图

Q73: 近视手术这么好,为什么有的眼科医生不做?

不是每个人都能满足近视手术的条件。如果角膜条件、眼前节生物学参数不能满足角膜激光手术或者眼内晶状体植入手术要求,强行手术可能会产生相关并发症,导致手术效果无法令人满意(图46)。

图46 "近视手术这么好,为什么有的眼科医生不做"视频(扫码播放)

五、老花对近视手术的影响

Q74: 我老花了,还可以做近视手术吗?

可以。虽然合并老视(老花)的近视手术在设计上往往与普通手术不同,但是越来越多有老视的近视人群通过屈光手术同时解决了近视与老视的问题。

【补充阅读】

老视(老花)的定义:随着年龄增长,眼的调节幅度逐渐下降,从而出现近距离工作困难等症状,这种由于年龄增长所致的生理性调节能力降低称为老视(图47)。

主视眼:我们的左右眼睛就像左右手(左撇子、右撇子)一样,有一只眼睛在注视时或者感知空间等方面处于主导地位,这只处于主导地位的眼睛就称为主视眼(或者优势眼)。

老视(老花)主视眼检测方法

主视眼检测方法:双眼同时睁开看远处一目标,将目标用双手圈住置于中央,圈的孔径范围略小,分别闭上一眼,哪只眼睛看到目标在圈内,这只眼睛一般就是主视眼(图48)。

老视近附加:试验性阅读附加的度数,也就是"老花镜"度数。

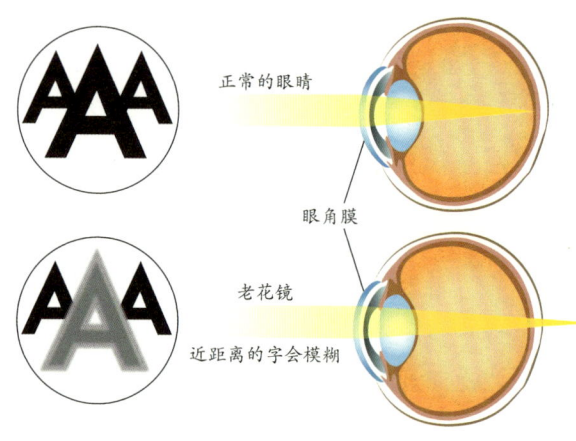

图47 老花看近模糊

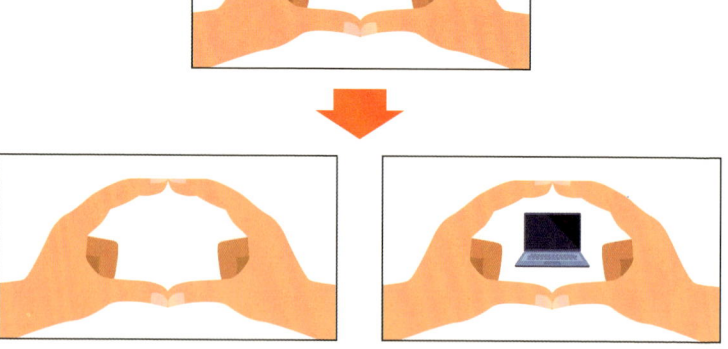

图48 主视眼的检查方法（左侧为非主视眼，右侧为主视眼）

【小贴士】

老花眼并不可以抵消近视度数,近视是由于眼轴增长的远视力下降,而老视是由于调节能力下降引起的近视力下降,但是保留轻度的近视可以满足老花眼的视近需求。因此,在手术中会进行单眼视的设计,即矫正主视眼的近视让主视眼能看清远处,保留非主视眼的一定近视度数让非主视眼能看清近处,通过双眼能同时看清远近(图49)。

图49 "我有老花了,可以做近视手术吗"视频(扫码播放)

六、散光的矫正

Q75: 近视手术可以矫正散光吗?

可以,角膜激光手术及ICL晶状体植入手术均可矫正散光。在眼部条件允许的情况下,近视手术矫正散光的范围为0~600度。

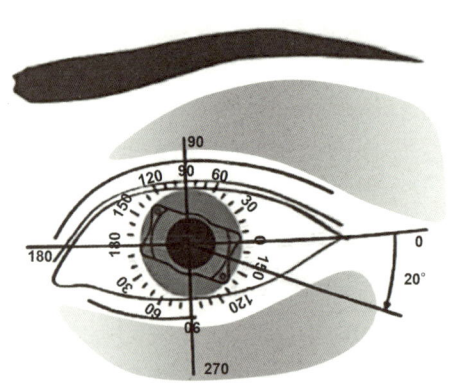

图50 TICL(散光型人工晶状体)矫正散光示意图

手术须知

七、术前准备

Q76: 近视手术前有哪些注意事项?

近视手术前需要注意以下几点(图51)。

(1)近2年屈光度数相对稳定。

(2)术前检查。为保证角膜形态处于良好状态需注意:普通软镜需停戴1周及以上,美瞳需停戴2周及以上,软性散光镜及硬性隐形眼镜需停戴4周及以上,角膜塑形镜需停戴3个月及以上。

(3)眼部无青光眼、活动性葡萄膜炎等疾病。

(4)若有全身疾病或长期口服药物,需告知接诊医生。

(5)孕期、哺乳期不建议进行手术,需告知接诊医生。停哺乳3个月后再进行术前检查。

图51 "近视手术前有哪些注意事项"视频(扫码播放)

Q77: 手术前我要做什么准备?

（1）术前用药：按照医生指导滴抗生素眼药水以预防术后感染（图52）。

（2）注视训练：为了更好地配合手术的顺利进行，您需要在术前进行注视训练（图53）。

图52 "如何正确滴眼药水"视频（扫码播放）

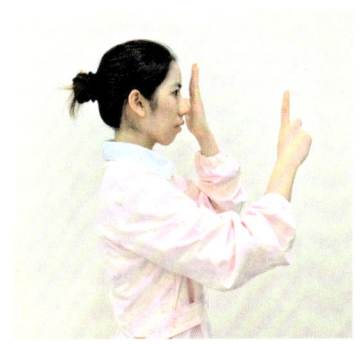

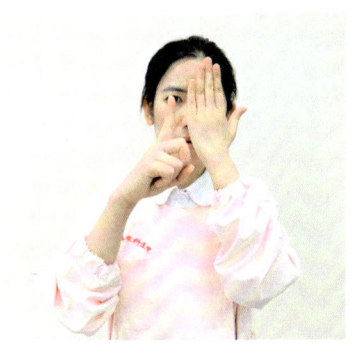

图53 注视训练示意图

手术须知 81

（3）停戴隐形眼镜。

（4）休息：手术前注意休息，若有感冒、发热、咳嗽或其他身体不适情况应暂停手术，以免影响术后恢复。

（5）个人准备：手术当天禁止使用有挥发性气体的物品（如：香水、摩丝、发胶等），眼部、面部不可以使用任何化妆品（如：眼线、眼影、睫毛膏、隔离霜、防晒霜等）和油性护肤品，若有假睫毛应该提前卸掉，手术前做好个人准备（如：洗头、洗澡）。

（6）手术当天请穿舒适的衣服和鞋子，女生尽量避免穿高跟鞋和裙子，以免术后发生跌倒。

（7）手术当日禁止开车，可以乘坐公共交通（图54）。

图54 "近视手术前要做哪些准备"视频（扫码播放）

Q78: 手术前可以吃东西吗?

可以,近视手术一般都是表面麻醉,没有禁食要求,不需要空腹。为防止由于术中紧张、饥饿引发低血糖,请吃些食物再进手术室。

Q79: 手术当日需要家属陪同吗?

手术当日建议家属陪同,若独自前往不可以开车,当日可以乘坐公共交通工具(图55)。

图55 "做好手术后可以开车吗"视频(扫码播放)

八、术中配合

Q80: 手术中我应该如何配合医生？

（1）角膜屈光手术：请躺在手术床中间，手术过程中需双眼同时睁开，可能会有物体（飞秒负压环）贴近眼睛，请不要害怕、躲避，使用注视训练的方法盯住指示灯保持不动，即使激光扫描过程中眼睛酸涩、注视灯变得模糊或消失，仍要保持纹丝不动。

（2）ICL手术：手术前需滴扩瞳眼药水和表面麻醉药，瞳孔扩大后会觉得畏光。手术开始前需要进行眼部消毒，显微镜的灯会照在眼睛上，这时会感觉灯光比较亮，此刻需要患者双眼睁开直视灯光，医生会在显微镜下进行人工晶状体植入手术。手术过程中请保持头部和眼睛不动，以免影响医生手术过程中的操作（图56）。

图56 ICL手术过程视频（扫码播放）

Q81: 近视手术过程痛不痛？

不痛，术前会帮您滴表面麻醉眼药水减轻疼痛感，术中医生操作过程会有轻微感觉，按照要求放松心情配合好即可。

Q82: 麻药可不可以多滴一些？

麻药不可以滴过多，否则会造成角膜水肿影响手术（图57）。

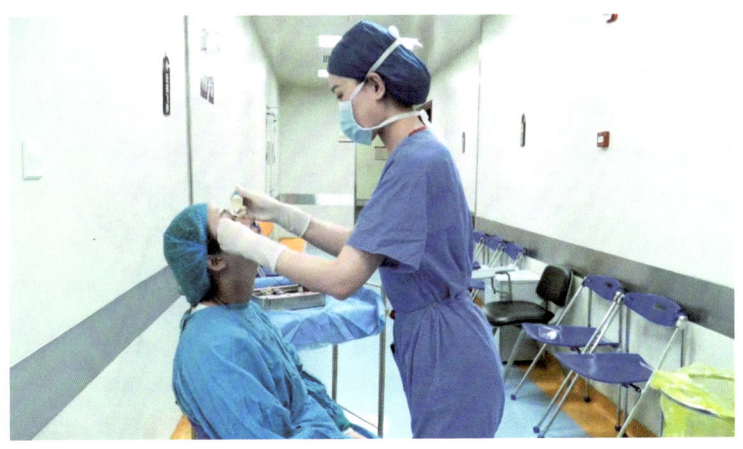

图57 术前滴表面麻醉眼药水

Q83: 为什么消完毒等手术过程中我不能摸脸？

图 58 "为什么消完毒等手术的过程中我不能摸脸"视频（扫码播放）

手术开始前我们会对眼睛和周围皮肤进行消毒，而手是没有进行消毒的，若不慎将手中细菌带入眼周无菌区域，会增加术后眼睛感染的风险（图 58 和图 59）。

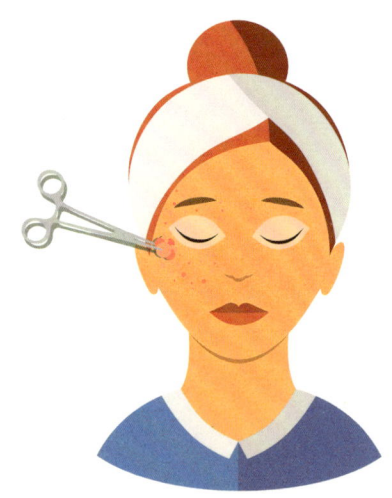

图 59 消毒示意图

九、术后事项

Q84: 手术后有哪些注意事项？

图60 "近视手术后的用药有哪些"视频（扫码播放）

（1）眼药水使用：遵医嘱按时滴眼药水，不可擅自停药。部分眼药水为激素类，应在复查时按照医生指导逐步减量至停药（图60）。

（2）用眼卫生相关：手术后注意用眼卫生，不要揉眼睛，1个月内避免脏水进入眼睛，如汗水、雨水、洗脸水等。

（3）手术当日状态：手术结束后会出现不同程度的畏光、流泪、异物感、视物模糊、轻微疼痛等症状，均属正常现象，这些症状一般在术后4～6小时逐渐好转。

（4）若手术后眼睛受到猛烈撞击、视力突然下降、分泌物增多，应立即到医院就诊。

（5）定期复查：为了手术治疗后远期的安全、有效、稳定，术后定期复查非常重要（图61）。

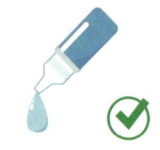
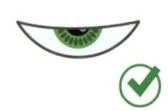

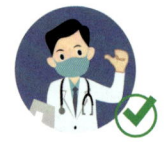

1. 术后遵医嘱滴眼药水，保持眼部清洁

2. 术后当日眼部可能有轻度不适，请适当闭眼休息

3. 日常配戴平光眼镜、太阳镜，避免液体进入眼内；睡觉时平卧，不要挤压眼球

4. 术后遵医嘱定期复诊，如遇突发视力下降可急诊就诊

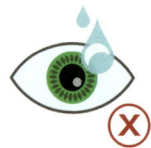

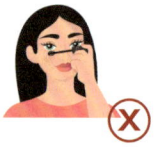
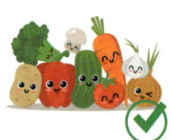

5. 术后1个月眼睛不能进水

6. 术后2周内避免长时间近距离用眼，避免剧烈运动

7. 术后1个月禁止游泳、桑拿、眼部化妆

8. 绿色饮食，忌辛辣、烟酒

图61 近视术后注意事项

【拓展阅读】

全飞秒、半飞秒手术后1天、3周、6周、3个月复查，最好在术后6个月复查，后面每年定期复查。

表层激光LASEK、T-PRK等由于用药周期更长，前3个月复查时间更加频繁，术后1天、1周（取绷带镜）、4周、6周、8周、10周、12周都需要关注眼压情况和角膜情况，最好在术后6个月复查，后面每年定期复查。

ICL术后1天、1周、1月、3个月、6个月复查，每年定期随访眼部情况。

这些日期并不是完全固定的，需根据具体情况进行调整。如果不能在手术医院复查，可选择当地或者就近的眼科医院复查。

术后答疑

Q85: 近视手术做好后能立刻看得清吗？

术后即刻可以看得见，但视力没有达到最清晰的程度，看东西会有朦胧感。通常术后第二天视力会有明显提升，可满足日常用眼需求，视力稳定需要 1 个月左右的时间（图 62）。

图 62 "近视手术后能立刻看得清吗"视频（扫码播放）

Q86: 人工晶状体植入手术刚结束时看东西感觉是黄色的？

人工晶状体手术需要在显微镜下进行，显微镜灯的亮度比较高，手术结束时使眼睛产生了暂时的对比度不适，自觉视物变黄色，眼睛休息一会儿后会恢复正常（图 63）。

图 63 "人工晶状体植入手术刚结束时看东西感觉是黄色的吗"视频（扫码播放）

Q87: 手术后眼睛睁不开、流眼泪,正常吗?

正常。术后当天尤其是术后 4~6 小时可能会出现眼部异物感、酸痛、畏光、流泪等不适症状,这些症状会随时间逐渐减轻或消失,第二天基本可恢复正常。表层手术不适感会持续时间久一些,需 2~3 天恢复(图 64)。

图 64 "手术后需要睁眼还是闭眼"视频(扫码播放)

Q88: 表层激光手术后眼睛表面的隐形眼镜可以自己取下来吗?

不可以。手术后眼睛表面的隐形眼镜是用来保护眼睛,帮助手术后恢复的,手术后复查时医生会根据眼睛的恢复情况决定是否取下隐形眼镜。

Q89: 近视手术后饮食需要注意什么呢?

注意均衡饮食即可,术后1周尽量清淡饮食,避免辛辣刺激性食物,比如麻辣火锅之类的,后续正常饮食即可。

Q90: 近视手术后可以运动吗?

可以,但是需要注意避免剧烈运动及可能造成眼部受伤的运动,术后早期运动时应避免异物、汗水入眼。手术1周后可以进行部分有氧运动,如慢跑、瑜伽、健身等,篮球、足球等对抗性运动以及游泳等水上或水下运动建议1个月后再进行,运动过程中均要注意眼部保护,避免眼球受到猛烈撞击。但有些剧烈运动是不建议的,如撞击性运动,包括拳击、跳水、高空运动等。一方面剧烈运动容易使眼部受到冲击或外力,增加ICL术后人工晶状体发生旋转、移位等风险;另一方面因为高度近视容易合并眼底并发症,剧烈运动使视网膜裂孔、视网膜脱落等风险增加(图65)。

图65 "近视手术后可以运动吗"视频(扫码播放)

【补充阅读】

近视手术本身不影响运动，对于近视度数较高的患者，无论做过近视手术与否，都不建议进行剧烈运动，特别是跳水、蹦极、跳伞等运动。高度近视患者一般眼轴较长、视网膜较薄，剧烈运动会对视网膜造成冲击，严重时可引起视网膜脱落，导致严重的视力下降、视野缺损等。而近视手术只矫正眼睛度数，并不改变高度近视的眼球状态，所以建议高度近视患者运动时需特别注意，并且定期到专业医院复查眼底情况。

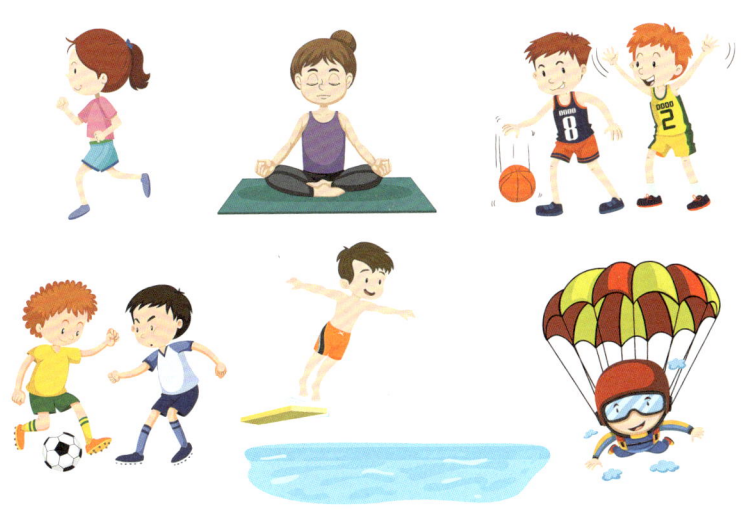

Q91: 近视手术后可以洗澡、洗头、洗脸吗?

可以,手术后1个月内洗澡、洗头、洗脸时,尽量避免将脏水溅入眼内。洗头时可采用平躺后由他人辅助洗发,洗脸时可以用湿毛巾擦拭面部,沐浴时用花洒在脖子以下清洗、配戴防水眼镜等方法。表层手术术后1周眼睛不要进水,板层手术和ICL术后2周眼睛不要进水。术后1个月内避免画眼妆,不要使用眼线、睫毛膏等眼部化妆品(图66)。

图66 "近视手术后可以洗澡、洗头吗"视频(扫码播放)

Q92: 近视手术后可以使用电子产品吗?

手术后可以正常使用电子产品,术后1~3天可恢复正常工作,但需注意休息,避免用眼疲劳(图67)。

图67 "手术后多久可以使用电子产品"视频(扫码播放)

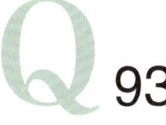

93: 近视手术后需要戴墨镜、眼罩或防蓝光眼镜吗？

不是必需的。若手术后觉得室外阳光比较刺眼或者有风沙可以配戴墨镜进行遮挡；若选择表层激光手术，担心睡觉不慎碰到眼睛导致绷带镜滑出，也可准备眼罩进行保护；术后若频繁使用电子产品，干眼症状明显，可以根据自身情况选择配戴防蓝光眼镜。

Q94: 近视手术后什么时候可以做面部医美、拔牙?

面部医疗美容、拔牙需在术后 1 个月进行,以免并发其他感染,影响术后恢复。双眼重睑手术(双眼皮手术)建议在术后 3 个月进行。

虽然现在屈光矫正手术都很安全、微创,但术后仍需要一定的时间恢复,一定要注意眼部卫生,使用和清洁化妆品时,化妆品中的微小颗粒物可能会进入到眼内,这些物质会刺激到角膜和结膜,引起结膜充血以及眼睛干涩等不适症状,严重的还可能导致眼部感染。

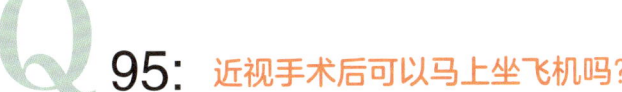

Q95: 近视手术后可以马上坐飞机吗?

可以,不论是角膜屈光手术或眼内晶状体手术,坐飞机都不影响。

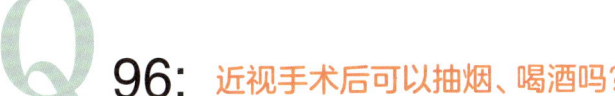

Q96: 近视手术后可以抽烟、喝酒吗?

术后早期不建议抽烟、喝酒,1个月以后可以适量抽烟、喝酒。从保护健康角度出发,建议戒烟、戒酒。

Q97: 近视手术后视力又下降了怎么办?

首先需要明确视力下降发生的原因,针对不同情况需要采取不同的处理措施。

近视术后视力下降的原因分析如下。

(1)预留近视:针对不同人的近视手术设计中可能存在一部分预留的近视,比如近视伴老花患者,单眼视手术设计非主视眼预留一部分近视度数,一般无需特殊处理。

(2)近视进展:近视手术是根据术前检查的结果设计手术方案,如果术后逐渐出现近视进一步加深,就会表现出新的近视度数。可选择配框架镜、接触镜或再次手术。

(3)屈光回退:在部分人群中,由于角膜较平或近视度数高,术后会出现少量的屈光回退(出现新的低度近视),如有此情况需具体咨询主刀医生,结合自身情况选择是否接受再次手术或改用其他方案如ICL植入术。

(4)其他原因:如圆锥角膜或近视相关眼部并发症(白内障、视网膜脱离等)。因此要强调近视术后定期复查,针对不同原因引起的视力下降进行针对性治疗(图68)。

图68 "近视手术后视力下降怎么办"视频(扫码播放)

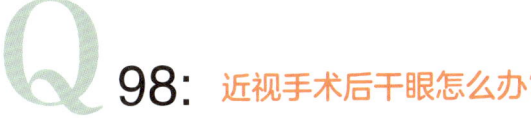

Q98: 近视手术后干眼怎么办？

很多近视手术患者术前就存在干眼情况。同时，由于手术影响，术后干眼是常见现象，依据患者术前干眼程度不一有所不同，可使用人工泪液等帮助恢复，一般在术后2～3个月症状逐渐改善。

【小贴士】为了有效预防术后干眼症状的出现，术前应停戴任何类型的角膜接触镜并评估眼表干眼情况，术后遵医嘱积极使用相关缓解药物。在日常生活中，患者可学习有效眨眼，配戴墨镜避免强光直射，适当增加环境湿度，避免长时间近距离用眼，一般用眼0.5～1小时应远眺或闭眼休息一段时间。此外，不宜对眼部使用刺激性物质，术后1个月内应避免化眼妆。

Q99: 我做的是 TICL 手术，与 ICL 手术后注意事项有什么不同吗？

由于 TICL（散光型人工晶状体）存在旋转的可能，所以除常规 ICL 术后的注意事项外，要特别注意避免剧烈运动、避免揉眼等可能使得 TICL 旋转的行为。

【小贴士】TICL 术后牢记 3 个 "1"

术后 "1" 小时：保持静坐或平躺、避免揉眼；

术后 "1" 周内：在不熟悉的地方及夜间注意避免摔倒、避免揉眼；

术后 "1" 个月内：避免揉眼和剧烈运动；如发生视力下降需及时就医。

100: 做好近视手术后还会得老花、白内障吗？

会。近视手术仅矫正检查时的近视度数，老花是生理性的调节能力下降，因此做好近视手术还是会得老花，但是不同人老花的发生时间及程度有所不同（图69）。

白内障的发生有多种原因，其中最常见的原因为年龄相关，在合并有高度近视、青光眼等眼部疾病或存在糖尿病等系统性疾病情况下，白内障会更早地出现。如发生白内障可行白内障手术。

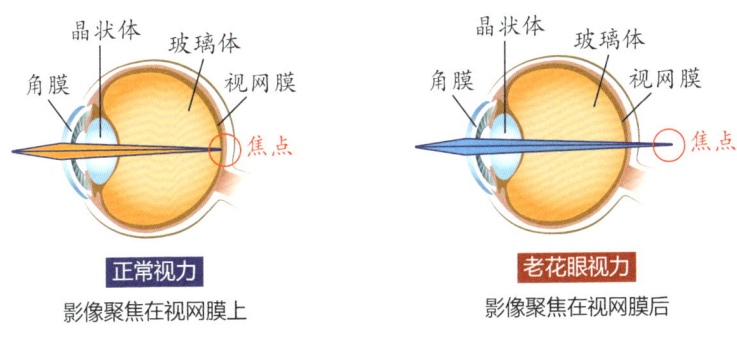

图69 老花眼结构图

致谢

感谢所有在这本书的创作过程中给予我们支持和帮助的人。尤其是无私地分享丰厚经验和深刻见解的周行涛教授、王晓瑛教授等各位专家前辈,他们的专业知识和独特视角为这本书增添了独到的见地。

感谢上海市闵行区科学技术委员会专家的指导以及闵行区科普资助项目的大力支持;感谢复旦大学附属眼耳鼻喉科医院科普菁英项目的支持;感谢出版社的编辑老师和工作人员,他们的专业知识和宝贵建议使这本书得以顺利出版;感谢视光中心团队的各位老师,为本书出版提供了巨大的帮助,没有他们,这本书就无法呈现在读者面前。

感谢家人和朋友,一直在身边给予我们鼓励和支持,他们的理解和包容使我们能够抽出更多的时间进行科普书的创作。

感谢所有编委和科普菁英项目里摘镜科普团的每一位成员,大家辛勤付出、互相协作、献计献策,将临床工作中碰到的近视患者疑问一一呈现并给予了专业解答。

最后,感谢所有阅读这本书的人们。无论你是对近视手术感兴趣的社会大众还是专业人士,相信你都会从书中获得一些新的启示和知识。再次感谢你选择阅读这本书!谢谢大家!

赵婧 姜琳